国民营养科普
——职业人群营养膳食指导

主　审　易国勤　王惠君

主　编　龚晨睿

副主编　张　弛　刘　爽

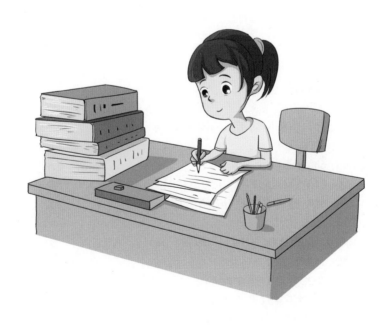

人民卫生出版社
·北 京·

图书在版编目（CIP）数据

职业人群营养膳食指导 / 龚晨睿主编 . —北京：
人民卫生出版社，2022.2
（国民营养科普丛书）
ISBN 978-7-117-30345-3

Ⅰ. ①职… Ⅱ. ①龚… Ⅲ. ①膳食营养 – 基本知识
Ⅳ. ①R151.3

中国版本图书馆 CIP 数据核字（2020）第 147511 号

人卫智网	**www.ipmph.com**	医学教育、学术、考试、健康，购书智慧智能综合服务平台
人卫官网	**www.pmph.com**	人卫官方资讯发布平台

国民营养科普丛书——职业人群营养膳食指导
Guomin Yingyang Kepu Congshu——Zhiye Renqun Yingyang Shanshi Zhidao

主　　编：龚晨睿
出版发行：人民卫生出版社（中继线 010-59780011）
地　　址：北京市朝阳区潘家园南里 19 号
邮　　编：100021
E - mail：pmph @ pmph.com
购书热线：010-59787592　010-59787584　010-65264830
印　　刷：北京盛通印刷股份有限公司
经　　销：新华书店
开　　本：710×1000　1/16　　印张：10
字　　数：169 千字
版　　次：2022 年 2 月第 1 版
印　　次：2022 年 4 月第 1 次印刷
标准书号：ISBN 978-7-117-30345-3
定　　价：49.00 元
打击盗版举报电话：010-59787491　E-mail：WQ @ pmph.com
质量问题联系电话：010-59787234　E-mail：zhiliang @ pmph.com

编 者

（以姓氏笔画为序）

刘　爽　湖北省疾病预防控制中心

李娟娟　云南省疾病预防控制中心

李菁菁　湖北省疾病预防控制中心

汪立先　孝感市孝南区疾病预防控制中心

张　弛　湖北省疾病预防控制中心

欧阳英英　湖北省疾病预防控制中心

祝　琳　湖北省疾病预防控制中心

夏　颖　湖北省疾病预防控制中心

龚晨睿　湖北省疾病预防控制中心

彭　飞　湖北省疾病预防控制中心

程茅伟　湖北省疾病预防控制中心

戴诗玛　湖北省疾病预防控制中心

《国民营养科普丛书》

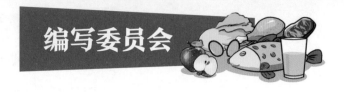

编写委员会

编委会主任	刘金峰	国家卫生健康委员会食品安全标准与监测评估司
	高　福	中国疾病预防控制中心
	卢　江	中国疾病预防控制中心
科 学 顾 问	王陇德	中国工程院院士
	陈君石	中国工程院院士
	杨月欣	中国营养学会理事长
	杨晓光	中国疾病预防控制中心营养与健康所研究员
主　　　编	丁钢强	中国疾病预防控制中心营养与健康所
	田建新	国家卫生健康委员会食品安全标准与监测评估司
	张志强	全国卫生产业企业管理协会
副 主 编	张　兵	中国疾病预防控制中心营养与健康所
	刘爱玲	中国疾病预防控制中心营养与健康所
	徐　娇	国家卫生健康委员会食品安全标准与监测评估司
编　　　者	（按姓氏汉语拼音排序）	
	戴　月	江苏省疾病预防控制中心
	龚晨睿	湖北省疾病预防控制中心
	郭战坤	保定市妇幼保健院
	李绥晶	辽宁省疾病预防控制中心
	李晓辉	成都市疾病预防控制中心
	梁　娴	成都市疾病预防控制中心
	刘长青	河北省疾病预防控制中心
	刘丹茹	山东省疾病预防控制中心

栾德春　辽宁省疾病预防控制中心
苏丹婷　浙江省疾病预防控制中心
辛　宝　陕西中医药大学公共卫生学院
熊　鹰　重庆市疾病预防控制中心
张　丁　河南省疾病预防控制中心
张俊黎　山东省疾病预防控制中心
张书芳　河南省疾病预防控制中心
张同军　陕西省疾病预防控制中心
章荣华　浙江省疾病预防控制中心
赵　耀　北京市疾病预防控制中心
周永林　江苏省疾病预防控制中心
朱文艺　陆军军医大学新桥医院
朱珍妮　上海市疾病预防控制中心

编委会专家组（按姓氏汉语拼音排序）
陈　伟　北京协和医院
丁钢强　中国疾病预防控制中心营养与健康所
葛　声　上海市第六人民医院
郭云昌　国家食品安全风险评估中心
黄承钰　四川大学
刘爱玲　中国疾病预防控制中心营养与健康所
楼晓明　浙江省疾病预防控制中心
汪之顼　南京医科大学
王惠君　中国疾病预防控制中心营养与健康所
王志宏　中国疾病预防控制中心营养与健康所
吴　凡　复旦大学
杨振宇　中国疾病预防控制中心营养与健康所
易国勤　湖北省疾病预防控制中心
张　兵　中国疾病预防控制中心营养与健康所
张　坚　中国疾病预防控制中心营养与健康所
张　倩　中国疾病预防控制中心营养与健康所
朱文丽　北京大学
周景洋　山东省疾病预防控制中心

编委会秘书组（按姓氏汉语拼音排序）
刘爱玲　中国疾病预防控制中心营养与健康所
马彦宁　中国疾病预防控制中心营养与健康所

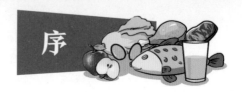

序

随着我国社会经济快速发展,国民营养健康状况得到明显改善,同时也伴随出现新的问题和挑战。一方面,人民群众对营养健康知识有着强烈渴求,另一方面,社会上各种渠道传播的营养知识鱼龙混杂,有的甚至真假难辨。因此,亟须加强科学权威的营养科普宣传,引导人民群众形成真正健康科学的膳食习惯和生活方式,提升人民群众营养素养与水平,切实增强人民群众获得感与幸福感。

为贯彻落实《国民营养计划(2017—2030 年)》"全面普及营养健康知识"和健康中国合理膳食行动要求,国家卫生健康委员会食品安全标准与监测评估司委托中国疾病预防控制中心营养与健康所组织编写《国民营养科普丛书》12 册,其中《母婴营养膳食指导》《2~5 岁儿童营养膳食指导》《6~17 岁儿童青少年营养膳食指导》《职业人群营养膳食指导》和《老年人营养膳食指导》详细介绍了不同人群的营养需求和膳食指导;《常见食物营养误区》和《常见食品安全问题》对居民关注的营养与食品安全的热点问题及存在误区进行了详细解答;《身体活动健康指导》和《健康体重管理指导》详细介绍了不同人群的身体活动建议以及如何保持健康体重;《常见营养不良膳食指导》《糖尿病膳食指导》《心血管疾病膳食指导》针对不同疾病的营养需求给出了有针对性和实用性的指导。

丛书围绕目前我国居民日常生活中遇到的、关心的问题,结合营养食品科研成果和国内外动态,力求以通俗易懂的语言向大众进行科普宣传,客观、全面地普及相关营养知识。丛书采用一问一答、图文并茂的编写形式,努力做到深入浅出,整体形成一套适合不同人群需要,兼具科学性、实用性、指导性的营养科普工具书。

　　丛书由 100 多位营养学、医学、传播学及健康教育等相关领域的专家学者共同撰写,历经了多次研讨和思考,针对不同人群健康需求,凝练了近 2 000 个营养食品相关热点问题,分类整理并逐一解答。丛书以广大人民群众为主要读者对象,在编写过程中尽量避免使用专业术语,同时也可为健康教育工作者提供科学实用的参考。希望丛书的出版能够成为正确引导广大居民合理膳食的有益工具,为促进营养改善和慢性病防治、提升居民营养素养提供帮助。

编委会

2022 年 1 月

前　言

　　职业人群是社会生产力发展的主导力量。由于职业人群的工作特点,例如脑力劳动人群生活节奏快、竞争激烈、精神压力大、用眼时间长和强度大,体力劳动人群消耗能量多、需氧量高、体内物质代谢旺盛等,使职业人群的健康问题日益突出。

　　营养是人类维持生命、生长发育和健康的重要物质基础。随着我国社会经济的发展和人民生活水平的提高,职业人群的营养健康状况明显改善的同时,也面临营养不足与营养过剩并存、营养相关疾病多发、营养健康生活方式尚未普及等一系列问题,成为影响职业人群健康的重要因素。

　　在平日的饮食中,职业人群大多只注重食物口味和方便,对于"吃"这门学问了解的仍然不多,在营养、健康方面的考虑不够周全,甚至存在误区。有的人在恪守着关于饮食的种种"箴言",有的人崇尚"时髦"的新兴吃法,吃什么、怎么吃、何时吃,如何进食才算合理,才能最大限度地保证营养与健康。科学饮食、合理营养,已成为职业人群健康的基本需求。

　　本书针对一般脑力劳动的职业人群、一般体力劳动的职业人群、高温和低温工作环境下的职业人群、工作环境中接触化学毒物的职业人群、工作环境中接触电离辐射的职业人群、接触粉尘的职业人群、专业运动员人群,从职业人群的职业特点、营养需求等方面入手,通过食谱举例、常见的饮食误区及问题解答,向职业人群普及通俗易懂又具有实用价值的营养科普知识。希望通过宣传教育,普及膳食营养相关知识,促进职业人群的身体健康。

主编

2022 年 1 月

目 录

一、一般脑力劳动的职业人群

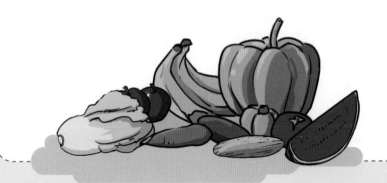

劳动创造价值,劳动者最光荣。劳动者创作的价值推动着社会进步,从劳动的形态来看可以分为体力劳动和脑力劳动。随着社会的发展,人工智能、大机械制作取代了很多的人力劳动。如今脑力劳动者在社会中从事着大部分工作。所谓脑力劳动,是指那些需要动脑来完成的一些工作,由于脑力劳动者特殊的工作性质,需要花费更多的精力来完成工作,因此对营养的需求也较高,如何通过合理摄入不同种类的食物来补充大脑的消耗,恢复充沛的精力,保持良好的健康状态,是每个脑力工作者需要了解的健康知识。本章通过介绍脑力劳动者的职业特点及营养需求,进一步告诉您脑力工作者应如何合理搭配每天的食物来满足身体的需要,让您精力满满,更加得心应手地处理工作。

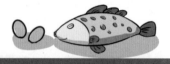

（一）职 业 特 点

1. 靠"脑袋瓜"吃饭是脑力劳动吗

　　照传统的劳动分类理论,劳动可分为脑力劳动和体力劳动两大类。脑力劳动是以思维、分析活动为主要表现形式的劳动,其主要特征是劳动者在生产过程中主要运用的是智力、科学文化知识、生产技能和经验,故亦称"智力劳动"。管理人员、医生、教师、作家、画家、研发策划人员,广告、媒体、金融、信息、软件等行业从业人员都属于脑力劳动。

2. "医生""教师""作家"等脑力劳动者的工作特点

　　(1) 工作的环境相对封闭,空气流动性差。

　　(2) 经常面对各种压力、精神长时间处于紧张状态。

　　(3) 长期在室内伏案工作,长时间保持一个固定姿势,身体活动不足。

（4）用眼时间长、强度大，视力下降快。

（5）部分脑力劳动者，如作家、艺术家等创作型脑力劳动者，夜间工作时间多于白天，无固定休息日。

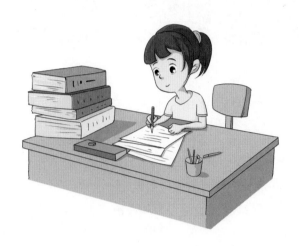

3. "教师""公务员""白领"等常见脑力劳动者的工作特点

（1）教师：教师工作繁重、复杂，特别是在初中、高中担任毕业班教学或班主任的老师，他们需要面对身体和心理的双重考验。教学环境密闭，每天都要长时间站立讲课，说话多、喝水少；批改作业、备课时要久坐且用眼过多，同时还要面对各种考核的压力。

（2）公务员：长期伏案久坐，高负荷连续工作是公务员的工作常态，身体活动不足，且用眼强度大、时间长；工作繁忙导致吃饭狼吞虎咽或不规律，容易导致胃部疾病；同时承受更多的工作、生活和人际等方面的压力。

（3）白领：通常在封闭的室内空间里久坐不动，工作时间长、压力大、精神高度紧张；习惯于出门开车、打车、上楼坐电梯，运动时间少；饮食不合理、不规律，三餐不定时，摄入蔬菜少、肉类多、油脂高；睡眠质量差，有晚上睡不着、早上睡不醒等特点。

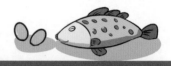

（二）营养需求

1. 一般脑力劳动的职业人群存在哪些营养问题

一般脑力劳动的职业人群存在营养过剩为主、营养不良并存的双重问题。高血压、糖尿病是一般脑力劳动者最常见的慢性疾病；不合理饮食是影响一般脑力劳动者健康状况的主要行为危险因素之一。

（1）膳食结构不合理：一般脑力劳动者由于工作繁忙，较常选择方便快捷的食物，如快餐、外卖等。早餐偏好食用大量加工食品，如面包、饼干、甜点等。不考虑营养素的搭配，每餐主食摄入过多，蔬菜水果摄入较少。食物种类摄入过少，少食或不食某些食物。因此，相当一部分脑力劳动者的动物性食物、加工肉制品和油、盐、糖摄入较多，蔬菜、水果、奶类摄入不足；主食过于精细，全谷类粗粮摄入比例较低，膳食纤维摄入量较低；饱和脂肪酸和胆固醇摄入含量较高。

（2）饮食习惯不科学：一般脑力劳动者工作时间长，吃饭时间不固定而导致吃饭经常随意应付；工作繁忙且长时间久坐，没有主动饮水的习惯，渴了才喝水，饮水量不足，用果汁和含糖饮料代替白开水；晚上睡觉时间晚而导致早上起不来并来不及吃早餐或匆忙解决早餐。因此，很多脑力工作者的早餐营养价值不高；午餐点外卖频次高，点餐多依据个人口味和爱好，很少考虑营养；饮酒、进食大量宵夜等。

（3）饮食不规律：一般脑力劳动者工作压力大，普遍存在"饥一餐饱一餐"的饮食习惯，这会导致劳动者的营养不良，甚至影响人体神经体液调节和内分泌，对健康产生很大的负面影响。

2. 一般脑力劳动者该补充哪些营养素来满足日常脑力活动的需求

由于一般脑力劳动职业人群的大脑皮质经常处于高度兴奋状态,他们的饮食营养主要应考虑加强大脑的营养素供给,减少甚至消除疲劳的发生。

(1)蛋白质:脑力劳动者在记忆、思考、分析等工作过程中要消耗大量的蛋白质。增加食物中的蛋白质含量,不仅能够改善大脑皮质的调节功能,还能增强大脑皮层的兴奋和抑制作用。

(2)脂肪:人脑所需要的脂类主要是脑磷脂、卵磷脂和不饱和脂肪酸,它们有补脑作用,能使人精力充沛,提高工作和学习效率、延长工作时间。脑力劳动者应有计划地经常食用含有不饱和脂肪酸的食物。

(3)碳水化合物:一般脑力劳动的职业人群用脑强度较大,脑细胞代谢活跃,代谢率高,脑组织中几乎没有储存能源物质,需从血液中获得氧和葡萄糖来满足脑的需要。因此,一般脑力劳动者必须保证好每天碳水化合物的摄入量。

(4)维生素:一般脑力劳动者需摄入丰富的维生素 A、维生素 B_1、维生素 B_2、维生素 B_6、叶酸和维生素 C 等,这对维持正常视觉、缓解视疲劳、促进氨基酸代谢,维持脑及神经功能正常有重要作用。

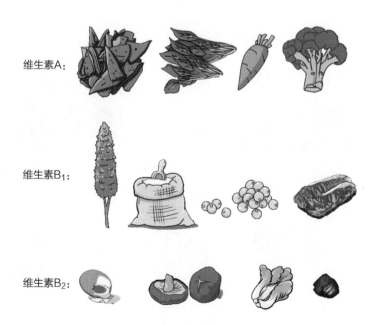

维生素A:

维生素B_1:

维生素B_2:

（5）矿物质：矿物质在人体不能自身合成，只能从摄入的食物中获取。矿物质中钙、锌、铁、铜和碘等无机盐，对个体的学习记忆能力、脑中枢的神经兴奋性、脑氧供应等有重要作用。因此，一般脑力劳动的职业人群必须要保证矿物质的摄入量。

3. 对一般脑力劳动的职业人群营养建议有哪些

（1）提高营养健康素养：建议多了解营养膳食方面的知识，提高对蔬菜、水果和奶类营养价值的认识，培养良好的生活方式，杜绝不良嗜好，建立良好的健康观念和健康行为习惯。

（2）制定科学、合理的食谱，保证每天营养素的摄入量及营养素间的动态平衡。脑力劳动者全身活动较少，因此在日常饮食中无需再额外添加能量类食品，但要特别注意优质蛋白质、不饱和脂肪酸和各种维生素的补充，减少糖、油脂食物的摄入量，增加蔬菜、水果的摄入量，科学合理安排一日三餐。

（3）调整饮食结构：做到三餐规律，每餐粗细搭配，食物多样化，多吃蔬菜水果，多喝白开水，少喝饮料。碳水化合物、蛋白质、脂肪的适宜供能比例应为50%~65%、10%~20%、20%~30%。

4. 对一般脑力劳动者的膳食指导有哪些

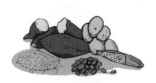

谷薯类
平均每天3种以上，每周5种以上

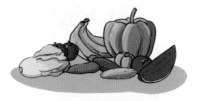

蔬菜水果类
平均每天4种以上，每周10种以上

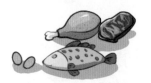

畜、禽、鱼、蛋
平均每天3种以上，每周5种以上

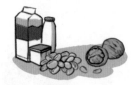

奶、大豆、坚果
平均每天2种以上，每周5种以上

烹调油等
纯能量食物

食物可分为五大类,包括谷薯类、蔬菜水果类、畜禽鱼蛋奶类、大豆坚果类和油脂类。多种多样的食物提供了维持人类生命健康所必需的能量和营养素。

(1) 谷薯类:谷类是最经济高效的能量来源,也是膳食蛋白质和B族维生素的重要来源。与精制米面相比,全谷物和杂豆可提供更多的B族维生素、矿物质、膳食纤维等;薯类含有丰富的淀粉、膳食纤维以及多种维生素和矿物质。因此,每天宜摄入一定量的全谷物、杂豆类和薯类食品。

(2) 蔬菜水果类:蔬菜水果富含维生素、矿物质、膳食纤维,且能量低。一般脑力劳动者身体活动量小,摄入充足的蔬菜水果有利于肠道健康和预防慢性疾病的发生。

(3) 禽畜鱼蛋奶类:一般脑力劳动者在选择动物性食物时,要保证蛋奶摄入的同时,优先食用鱼类,禽类次之,最后才是畜类。

(4) 大豆坚果类:多吃大豆及其制品可以降低乳腺癌和骨质疏松症的发病风险。适量食用新鲜未被氧化的坚果有助于预防心血管疾病,促进身体健康。

(5) 油脂类:摄入过量的油脂类食物会增加超重、肥胖和心血管疾病的发病风险。因此,一般脑力劳动人群应特别注意控制油盐的摄入。

5. 不同能量需要水平的脑力劳动人群食物摄入量不同

不同的脑力劳动人群需要的能量不同,详见表 1-1。

表 1-1　不同能量需要水平的脑力劳动人群的食物建议摄入量

食物类别(克/天)	不同能量摄入水平(千卡)			
	1 800	2 000	2 200	2 400
谷类	200	250	275	300
全谷物和杂豆类	50~150			
薯类	50~100			
蔬菜	400	450	450	500
深色蔬菜	占所有蔬菜的1/2			
水果	200	300	300	350

续表

食物类别（克/天）	不同能量摄入水平（千卡）			
畜禽肉类	50	50	75	75
蛋类	40	50	50	50
水产品	50	50	75	75
乳制品	300	300	300	300
大豆	15	15	25	25
坚果	10	10	10	10
烹调油	25	25	25	30
食盐	<5	<5	<5	<5

注：1 千卡 =4.184 千焦。

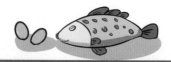

（三）常见的营养相关问题

1. 早餐怎么吃才能让脑力劳动者一个上午都元气满满

吃早餐要有原则：

（1）主食必须有：早餐必须要有主食，可以提供足够的热量，让人一个上午都精力充沛、头脑清晰、反应灵敏。

（2）蛋白质不能少：奶类、蛋类、肉类、豆类至少应该有一种，这些食物体积小、营养高，蛋白质含量丰富，能够补充身体一晚消耗的能量，而且还能提高上午的工作效率。

（3）蔬果别忘记：早餐食用的蔬果最好少量多样，不同蔬果轮换食用。这样不仅营养丰富，也能保证食物的多样化，有益身体健康。

（4）豆浆、牛奶作用大：两者除了能补充蛋白质外还能补充水分。

最后,示范一个"100 分"早餐:红薯 1 个(50 克)+ 肉包 / 菜包 1 个 + 鸡蛋 1 个 + 豆浆 1 杯 + 蔬菜沙拉 1 碟(75 克)+ 苹果 1 个 + 坚果 1 把。

2. 不吃早餐,营养可以从午餐和晚餐中得到补充吗

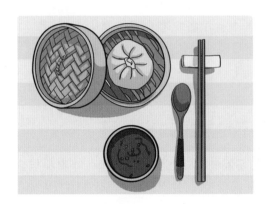

当然不行。早餐对于保持一整天的工作精力与健康状态非常重要,我们来看看为什么要吃早餐:

(1) 经过一个夜晚,胃内没有了可供消化的食物而感到饥肠辘辘,但胃酸却还在分泌,如果不吃早餐,可能会因胃酸过多而引发胃炎、胃溃疡等疾病。

(2) 如果没有吃早餐,导致碳水化合物摄入不足,大脑无法获得充足的能量供应会造成大脑无法集中精力、反应迟钝,降低工作效率。

(3) 长期不吃早餐容易引发便秘以及多种慢性疾病。如胃结肠反射作用失调、便秘,甚至甲状腺功能亢进,影响身体健康。

3. 脑力劳动者常常陷入早餐食物选择的误区

(1) 减肥,只吃"水果餐"。为了减肥仅以水果代替早餐,这种早餐既缺乏供给大脑能量的碳水化合物,又缺乏能使人保持旺盛精力的蛋白质,不但影响工作效率,时间久了还会引起多种营养素的缺乏,是不可取的。

(2) "油条 / 油饼加豆浆"作为早餐。油条 / 油饼在高温油炸过程中,营养素被破坏,并产生致癌物质,油脂偏高、热量高,早上进食不易消化,不宜长期食用。

（3）剩饭剩菜当早餐。剩饭剩菜隔夜后,特别是蔬菜会产生亚硝酸盐,吃后会对人体健康产生危害。

（4）"牛奶加鸡蛋"代替主食。牛奶和鸡蛋的搭配,蛋白质、脂肪的摄入量是够的,但不能给身体提供足够的碳水化合物,人在进食后很快会感到饥饿,对肠胃有一定的影响,并会间接影响人的工作效率。

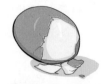

蛋类1个（40~50克）

（5）用零食当早餐。早餐吃零食容易消化不良、易饥饿,长期用零食当早餐会导致营养不足,体质下降,引起各种疾病。

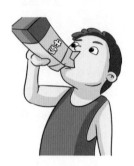

4. 早餐是不是热量越高越好

早餐大量摄入高蛋白、高热量、高脂肪和煎炸食品只会加重肠胃负担,使消化功能下降,诱发胃肠疾病,并引起肥胖,对身体有害无益。因此,建议早餐最好是品种丰富,营养均衡,选择碳水化合物、脂肪、蛋白质、维生素、矿物质和水齐全的食物,如馄饨、包子、粥、牛奶、豆浆等,不宜进食油腻、煎炸、干硬以及刺激性大的食物,也不宜吃得过饱。

5. 早餐是否应该一起床就吃

不应该。其实,人体在刚起床的时候,身体各器官才刚刚被唤醒,这时候应该先洗漱,喝杯水,再适当地做一些拉伸运动,调动身体来唤醒各器官,当身体渐渐进入状态,人的食欲也渐渐旺盛后,才是食用早餐的最佳时机。早餐吃得过早,也会影响胃肠道的休息,长此以往将有损胃肠功能。但如果早餐吃得过晚,则容易干扰午餐,因此,早、午餐最好间隔4~5小时。

6. 将头一天晚餐的剩菜剩饭作为第二天的午餐,这样带饭科学吗

这要求我们对菜品有一定的选择:

（1）主食:带饭的主食首选米饭,加热后的米饭基本上能保持原来的状态,不影响口感。建议煮米饭时可以加入1/3的小米、燕麦、糙米、杂豆等,可

以增加 B 族维生素和膳食纤维的摄入量。而馒头、大饼类的主食在微波加热时极容易变干变硬,最好不要选择。

(2) 蔬菜类:首选根菜类(如萝卜、胡萝卜、牛蒡等)、茎菜类(如茭白、竹笋、莲藕等)、果菜类(如南瓜、黄瓜、番茄、豌豆、蚕豆等),这些蔬菜不易变质,微波炉加热后也不易改变菜肴的色香味。

不宜选择叶菜类(如小 / 大白菜、芥蓝、菠菜等)和花菜类(如金针菜、花椰菜等)和凉拌菜。

(3) 肉食与海鲜类:尽量选择低脂的,以禽肉为主,也可以选择瘦猪肉、牛羊肉。不建议带鱼和海鲜类,因为经过微波炉加热的鱼和海鲜很难保持原有的色香味,从外观上来看也会影响食欲。

其次需要考虑加热及存放方式。要带的蔬菜在烹调时炒至七八分熟就行,菜出锅后就预留一点作为第二天的午餐,减少微生物污染的可能性。主食与菜分开放,饭菜做好后要及时密封好,放在冰箱中 4℃保存,第二天食用前要彻底加热,注意食物卫生。

7. 你需要零食来恢复精力吗

根据脑力工作者久坐办公室的工作特点,每餐宜吃到七分饱,在两餐之间感到饥饿时吃一些营养丰富易消化的零食,既能保证身体的正常营养需求,又不会给胃部造成负担。但是,吃零食也要掌握一定的原则。

(1) 分清主次:零食的确可以满足办公室人员的饥饿感,补充一定的营养,但是切忌喧宾夺主,主餐必须吃,然后再安排零食的食用时间。

(2) 合理安排吃零食的时间:尽量在两餐之间吃。一般来说,上午 10 点左右,下午 3 点左右是吃零食的最佳时间。

(3) 选择有营养的食品:办公室人员没有太多的运动时间,有必要吃一些热量低、营养高的食物。比如上午喝点牛奶和酸奶,吃点坚果,下午吃点水果,像蛋糕、果冻、薯片等高脂高糖零食还是少吃为妙。

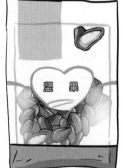

8. 晚餐应该大鱼大肉饱餐一顿吗

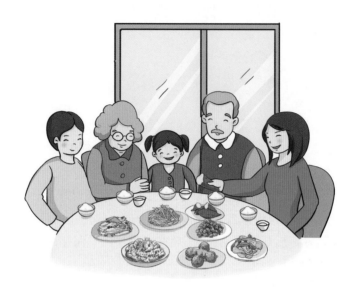

晚餐吃得过于丰盛,对身体是不利的。原因有以下几点:

(1) 因晚上人们的活动量较少,且上床睡觉后,身体的各个器官消耗的能量会减少。所以,如果晚餐吃得过饱、过多,易引发肥胖,从而引起其他相关病症。

(2) 晚餐吃得过多,会增加胃肠消化系统的负荷,妨碍消化系统的休息,损伤肠胃功能。另外,由于在消化时,脑部的血氧供应不足,久而久之就可能引起大脑代谢的紊乱。

(3) 过于丰盛的晚餐对心血管有不利影响。过多的油脂摄入会引起血脂升高,导致动脉硬化和冠心病,对患有肝肾疾病的脑力劳动者也有不少害处。

由此可见,晚餐吃得过于丰盛,对健康是有极大危害的。因此,晚餐宜以清淡为佳,多吃蔬菜,少吃肉类,以煮、炖等方式来进行烹调,减少晚餐中油量和盐分的摄入。晚餐不要吃得太晚,以 8 分饱为宜。

9. 在减肥期间,晚餐到底能不能吃

想仅靠省掉晚餐就达到减肥的目的并不实际,不吃晚饭不但不能减肥,还会对身体健康产生不利的影响。这样的饮食习惯减的不是肥,是您的健康。

一日三餐应符合人体正常的饮食规律,如果违背这个规律,不能按时摄取足够的能量,就会使身体的新陈代谢变慢,身体消耗的能量减少,反而不利于减肥。并且一旦恢复饮食,体重反弹的速度会非常快。

正确的减肥方式主要应该控制好两个"量"——运动量和摄入量。只有合理控制好这两个"量",保持一个健康的身体状态,减肥才能事半功倍。

10. 在餐馆就餐时该如何选择菜品来保证健康饮食

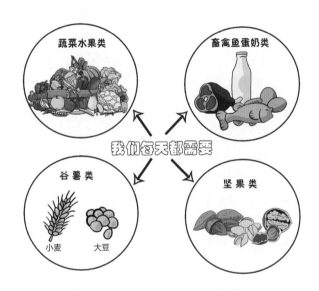

第一招:选对餐馆。选择一家能够提供相对健康食材的餐馆,比如小米粥、荞麦饼、蒸红薯等五谷杂粮,蔬菜、蘑菇、木耳等素馅的包子饺子,各种凉拌菜、白灼菜等油脂比较少的菜,鸡肉和鱼肉有清蒸、清炖等烹调方法,饮料能提供白开水、无糖豆浆、茶水等。

第二招:选对烹调方式。不点需要油炸和过油的菜,以凉拌、蒸煮、白灼、清炒、清炖等烹调方式为主。如果喜欢重口味,不妨直接点红烧、焖炖类菜肴作为主菜,再配些清爽少油的菜。

第三招:注重食物搭配比例。一般来说,鱼、肉、蛋和豆制品均可以供应优质蛋白质,选择其中 1~2 种就足够。按照素菜为主、荤菜为辅的原则,一份鱼或肉,要配至少 3 倍量的蔬菜。

第四招:选对主食。在有丰盛菜肴的情况下,尽量少点加油、盐、糖的主食,比如葱油饼、麻圆、炒粉、炒面等。点"五谷丰登""大丰收"等五谷杂粮类的主食最为理想,比如红薯、紫薯、甜玉米、芋头、南瓜等,能大大改善主食的多样性,不仅无油无盐,对控制血糖和血脂也很有帮助。

第五招:喝对汤。吃饭之前喝一碗清淡的蔬菜汤,避免喝咸汤和浓白汤,有利于食物的消化与吸收。

||. 上班族该如何正确选择外卖

(1)主食宜选米饭、馒头,远离高油、高盐或高糖食物。推荐上班族们主食多选择米饭、馒头或者菜肉混合馅的包子、蒸饺或水饺。如果商家提供小米粥、燕麦粥、蒸红薯等五谷杂粮主食,强烈推荐选择这类主食。炒饭、炒粉、炒面等,基本上是多油多盐的重灾区,不建议点。

(2)菜品最好荤素搭配。一般外卖搭配都是一份菜加上一碗米饭。那么我们点的这份菜最好肉类和蔬菜都要有,不喜欢吃肉也可以用蛋类代替。点菜时,推荐点丝瓜炒肉片、番茄牛腩、苦瓜炒蛋、鲫鱼炖豆腐等荤素都有的菜式。如果点面条、米粉时再加一份青菜。用餐时把自备的水果当凉菜吃。

(3)少点甚至不点多油多盐的菜。炸鸡块、烤鸡翅、回锅肉、糖醋排骨、红烧茄子、干锅虾……这些菜品在烹制过程中需要大量用油,而且很多黑心餐馆往往会重复使用食用油,危害食用者的身体健康。因此,建议多点白灼、清蒸、清炒做法的菜式。

虽然外卖也有健康的吃法,但健康的生活方式不能只靠吃外卖,还得要抽空去买菜自己做饭吃。都说健康是最大的财富,请善待自己的身体。

|2. 熬夜加班时如何合理安排饮食

熬夜时需要补充营养丰富、易消化、富含水分的食物来保持精力充沛的状态。

(1)晚餐适当补充热量,少吃含糖、含脂肪高的食物,并控制盐的摄入。尽量多菜少肉七八分饱,保持营养均衡,减轻肠胃负担。可补充富含维生素 A 和 B 族维生素的食物,减轻视觉疲劳。

(2)熬夜的时候,吃少量健康食物,可以选择水果或蔬菜以及富含蛋白质的食物(比如煮鸡蛋、牛肉和乳制品),高蛋白饮食更容易引起饱足感,有利于集中精力完成工作和控制体重。

（3）熬夜别忘了喝水。多喝水，保持水分充足可以提神，通宵熬夜很容易造成身体失水，而水可以促进体内代谢物的排出，减少毒素的残留。

（4）熬夜之后如果可以补觉，要注意在预定的睡眠时间前 4 小时停止摄入咖啡因和浓茶。如果在补觉前必须要吃东西，可以选择吃富含碳水化合物、低蛋白和低脂肪的食物，可帮助入睡。

13. 可以每天用红薯和紫薯来代替主食吗

（1）红薯和紫薯营养价值高，还能减肥、预防便秘。虽有诸多好处，但并不代表每天可以吃红薯和紫薯来代替主食。因为红薯和紫薯中淀粉和膳食纤维含量较高，饱腹感强，但蛋白质、脂肪含量较低，吃太多会导致营养摄入不均衡。因此，不宜用薯类完全代替主食，应同时摄入谷类、杂豆类食物，每天薯类食物的摄入量不宜超过 100 克。

（2）胃肠功能较差者和糖尿病患者不宜多吃红薯和紫薯。因为红薯和紫薯中不溶性膳食纤维的含量较高，如果胃肠功能不佳者吃得过多，会加重其胃肠负担。红薯进入胃肠道后消化快、吸收率高、葡萄糖释放快，葡萄糖进入血液后峰值高，紫薯也是如此，因此糖尿病患者需要限制红薯和紫薯的摄入量。

饮食需适量，均衡营养才更有利于健康。

14. 大米、面粉是不是越白越好

为了追求卖相和口感，精白米、精白面往往更受商家和消费者欢迎。由于过度加工，谷物籽粒的谷皮、糊粉层、胚芽被分离出去成为被废弃的糠麸，仅留下富含淀粉的胚乳部分，从而导致营养价值下降，膳食纤维损失严重，B 族维生素和矿物质损失为 60%~80%。

因此，长期食用精白米和精白面对健康不利，可造成维生素和矿物质摄入不足，严重的甚至会导致维生素 B_1 缺乏，增加 2 型糖尿病、心血管疾病、结肠癌等与膳食相关的慢性病的发病风险。

所以大米、面粉并不是越白越好。从营养学角度出发，提倡多吃未经精细化加工或虽然经过碾磨/粉碎/压片等处理，但仍然保留了完整的谷粒所具备的胚乳、胚芽、麸皮及其天然营养成分的全谷物。

15. 生病的时候只能吃清淡的食物，不能吃肉吗

在生病的时候，选择合适种类的肉类、恰当的烹饪方法并且把握好每餐的摄入量，这样的吃法并不会对患者有任何不利影响。

(1) 肉类选择：生病时吃肉宜选择脂肪含量较低的肉品，较多的脂肪一来会加重消化系统的负担，二来有可能会干扰多种药物的吸收和利用。因此，禽肉和鱼肉会比猪牛羊等畜肉更适合患者食用。

(2) 烹饪方法的选择：不推荐炸、煎等大量使用油脂的烹调方式。另外，在肉类的加工上切成肉丝、肉末和肉糜，这样可以帮助患者更好地消化吸收肉类食物中的营养成分。

(3) 食用量的控制：生病时肉类食用量不要过大，以免引起消化不良，导致病人的不适加重。

一些特殊疾病患者吃肉还应注意：

对于过敏性疾病，特别是正处于急性发作期的患者应该避免大量食用高蛋白食物，以免再次诱发过敏而加重病情。肝胆疾病、胰腺疾病和肾脏病的患者应遵医嘱，特别是急性期或发作期的患者，避免膳食中出现大量肉类食物而加重病情。

糖尿病、血脂代谢异常和心脑血管疾病患者要特别注意避免大量膳食脂肪的摄入，对肉类食物的摄入应严格控制。

处于疾病恢复期或手术后康复过程中的患者，应该积极适量地为其提供肉类食物，以提供足够的优质膳食蛋白质来帮助机体修复受损的组织，肉食的摄入应遵循流质到半流质过渡的次序（如先肉汤后肉粥再肉糜或肉末的顺序），以免突然加重消化负担。

16. 老火汤味道鲜美，它的营养价值如何

老火汤的营养价值从来就没有大家想象的那么高，虽然味道非常鲜美，但营养价值却非常有限。

(1) 老火汤中的蛋白质含量少，维生素 C、B 族维生素被破坏较多。一般来说，老火汤中的蛋白质含量仅有 1%~2%，显然比肉类（15%~20%）要少得多，钙、铁、锌等微量元素都远低于肉类，甚至可以忽略不计。如果只喝汤不吃肉，就与老火汤的营养擦身而过了，与其说是"补"，还不如说是"浪费"。

（2）老火汤的味道鲜美,更多的是来源于一些含氮浸出物(比如某些氨基酸、核酸、嘌呤等),绝大部分不具备营养价值。

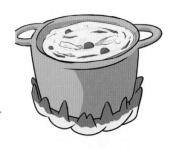

（3）老火汤中的盐和脂肪含量较高。经常喝汤会导致盐摄入量高,高血压的发生风险也会增加。

（4）老火汤胆固醇含量高,经常喝汤还可能导致高血脂。本身已患有肥胖症、高血压和血脂异常的人更应该少喝老火汤。

（5）老火汤嘌呤含量高,容易引发痛风。已有高尿酸血症或痛风的人应避免喝各种老火汤。

17. 海水鱼生食比熟食更有营养吗

生鱼肉和熟鱼肉相比,总体的营养成分差别不大。

生鱼肉:富含优质蛋白和不饱和脂肪酸,原有的各种维生素都不会损失。生鱼肉(特别是生的海鱼肉)中含有抗硫胺素因子(即抗维生素 B_1 因子),大量生吃鱼肉会妨碍机体吸收食物中的维生素 B_1,经常食用生鱼肉可能会导致机体缺乏维生素 B_1,从而导致神经和血管系统的损害。

熟鱼肉:优质蛋白和不饱和脂肪酸,烹饪过程中基本没有变化。鱼肉受到充分加热时,鱼的肌肉纤维会变得松散,更有利于胃肠消化和吸收其中的营养成分。部分怕热的水溶性维生素(如维生素C)在加热过程中轻微减少,但此类物质在鱼肉中含量较低,只要其他膳食结构均衡,这一点减少并不会给身体带来营养素缺乏的风险。

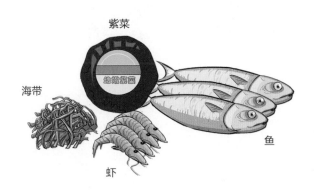

紫菜

海带

虾

鱼

18. 蔬菜经过加热烹调会降低其营养价值,是不是生吃更好

总体而言,蔬菜熟吃更好。

(1) 从卫生方面来看,加热过程可以快速有效地杀灭蔬菜在生长和运输过程中接触的病菌和虫卵(例如大肠埃希氏菌)。

(2) 蔬菜熟吃可以提高脂溶性营养素的利用率。在油炒的过程中可以提高绿叶蔬菜和橙黄色蔬菜中的维生素 K、类胡萝卜素等的利用率。

(3) 蔬菜熟吃可以提高钙、铁、镁等营养吸收。

(4) 蔬菜熟吃有助于消化。烹调可以使蔬菜中的膳食纤维软化,利于消化。对于肠胃虚弱、消化不良、慢性腹泻的患者更有益。

(5) 从安全的角度,蔬菜也更适合熟吃。对一些蔬菜进行烹调、充分加热,可破坏其中的有毒有害物质(如四季豆中的皂角),食用更安心。

(6)加热烹调虽然一定程度上可降低蔬菜的营养价值,如维生素的流失和降解,但是如果根据蔬菜特性来选择适宜的加工处理和烹调方法可以较好地保留营养物质。

先洗后切:尽量用流水冲洗蔬菜,不要在水中长时间浸泡。切后再洗会使蔬菜中的水溶性维生素和矿物质从切口处流失过多。洗净后尽快加工处理、食用,最大程度地保证营养素的摄入。

急火快炒:缩短蔬菜的加热时间,减少营养素的损失。

开汤下菜:水溶性维生素对热敏感,沸水能破坏蔬菜中的氧化酶,从而降低对维生素的氧化作用;另一方面,水溶性维生素对热敏感,加热会增加其损失。因此,掌握适宜的温度,水开后蔬菜再下锅更能保持营养。

炒好即食:蔬菜中的营养素会随储存时间延长而丢失,还可能因细菌的硝酸盐还原作用增加亚硝酸盐含量,因此,已经烹调好的蔬菜应尽快食用,现做现吃,避免反复加热。

19. 为什么吃蔬菜要"选色"？常见的深色蔬菜有哪些种类

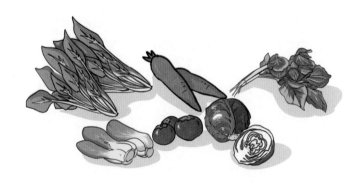

深色蔬菜指深绿色、红色、橘红色和紫红色的蔬菜,具有营养优势,尤其是富含 β- 胡萝卜素,是我国居民膳食维生素 A 的主要来源。深绿色蔬菜例如菠菜、空心菜、韭菜、西蓝花、茼蒿、西洋菜等;橘红色蔬菜例如西红柿、胡萝卜、南瓜、甜椒等;紫色蔬菜例如红苋菜、紫甘蓝等。一般深色蔬菜的 β- 胡萝卜素、维生素 B_2 和维生素 C 含量均较高,而且含有更多的植物化合物,如花青素、叶黄素、番茄红素等。

20. 蔬菜和水果的营养成分差不多,可以互相替代吗

尽管蔬菜和水果在营养成分和健康效应方面有很多相似之处,但它们是不同食物种类,其营养价值各有特点,是不可以相互替代的。

(1) 蔬菜的品种远远多于水果,其所含的维生素、矿物质、膳食纤维和植物化学物的含量都高于水果,特别是深色蔬菜,故水果不能代替蔬菜。

(2) 在日常膳食中,水果可补充蔬菜摄入的不足。而水果中的碳水化合物、有机酸、芳香物质比新鲜蔬菜多,且水果食用前不用加热,食用方便,营养成分不受烹调因素影响,故蔬菜也不能代替水果。

(3) 想要追求饮食健康、营养均衡,蔬菜水果都得吃,而且种类越多越好,做到餐餐有蔬菜,天天吃水果。

21. 吃水果有利于减肥吗

如果用水果来替代诱人的饼干甜点,甚至替代一部分主食,那是相当有利于减肥的,还对脂肪肝、高血压、冠心病的预防也有好处。因为与精白米面和甜食饼干相比,水果能提供更多的钾、镁、维生素 C、果胶和多种抗氧化物质。

(1) 水分大、体积大。水果的名字当中有个"水"字,水分含量较高,干物质含量比较低。

(2) 脂肪少。除了榴莲和鳄梨(牛油果),水果的脂肪含量通常在 1% 以下,甚至仅有 0.2% 左右。

(3) 淀粉少、含糖不算高。

22. 只吃水果来减肥这样科学可行吗

水果有很多营养劣势:水果中的维生素 B_1 和铁、锌等元素含量很低,水果中的蛋白质不足。如果要用水果完全替代主食,麻烦就来了。因为这会造成每天蛋白质的摄入量大大下降,容易引起"浮肿病"。只吃水果当饭的人,特别是女孩子们,会发现自己:头发掉得很多,皮肤松弛而容易肿胀,脸色暗淡,并没有想象中的清爽美丽,时间长一些,很可能还会出现月经量减少甚至不来月经的情况。所以,只吃水果减肥,是万万不可长期持续的。

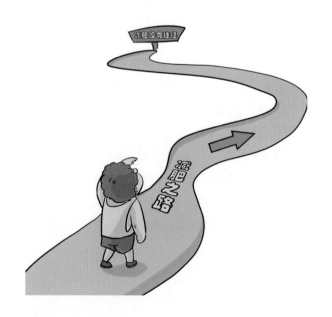

23. "葡萄最好是连皮带肉一块吃掉",水果皮的营养价值究竟如何

水果皮是很有营养的。以葡萄为例,葡萄皮含有的白藜芦醇比葡萄肉和葡萄籽更多,而白藜芦醇具有降血脂、预防动脉硬化等功效,还能增强人体免疫力;此外,葡萄皮含有的黄酮类物质可以降血压,含有的花青素有抗氧化、保护心脑血管等功能,在美容、预防机体衰老、维持机体活力等方面都有作用。

因此,从营养学的角度来讲,水果带皮吃是没问题的。当然,如果对水果的卫生问题存在疑虑,那么就选择最安全的方法,干脆地拿起水果刀开始去皮吧。对于丢掉的水果皮中的营养,是可以从果肉和其他食物中获得的,大可不必担心。

24. 喝牛奶就不用喝豆浆、喝豆浆就不用喝牛奶了吗

豆浆和牛奶是不同种类食物,两者的蛋白质含量相当,易于消化吸收。豆浆中的饱和脂肪酸、碳水化合物含量低于牛奶,不含胆固醇,且含有丰富的植物固醇,适合心血管疾病患者饮用。但豆浆中的钙含量远低于牛奶,锌、硒、维生素 A、维生素 B_2 含量也低于牛奶。因此,两者在营养上各有特点,最好每天都饮用。

25. 全脂、低脂还有脱脂牛奶有何区别

所谓的全脂、低脂和脱脂牛奶,主要区别在于同等体积中的脂肪含量不同。一般来说,纯的全脂牛奶脂肪含量为 3%~4%,市面上全脂奶产品脂肪含量通常为 3.0% 左右,低脂为 1.0%~1.5%,而脱脂奶是经过离心除去牛奶中大部分脂肪成分的产品,脂肪含量只有 0.5%。以 250 毫升牛奶为例,一般全脂牛奶的脂肪含量为 7.75 克;低脂牛奶的脂肪含量为 3.75 克;脱脂牛奶的脂肪含量为 1.25 克。

26. 牛奶中的乳脂肪有什么重要作用

提到脂肪,人们自然就会和肥胖联系起来。实际上,影响体重的是人体摄入能量的多少。如果误认为脱脂牛奶可以减少脂肪而无限制地摄入,反而会因为摄入能量过多而增加自身体重。高脂,并不完全等同于高能量,乳脂肪在牛奶中扮演了非常重要的角色。

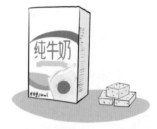

建议每人每天摄入300克乳类

(1)乳脂肪可带来美味的口感。牛奶的香气物质都在乳脂部分,经过脱脂处理的牛奶,必然会缺乏柔滑浓郁的口感和美好的香气,味道寡淡甚至是稀薄如水,喝起来几乎没有什么享受感。很多人爱喝牛奶,也是因为喜欢牛奶的香气和柔滑浓郁的口感。

(2)乳脂肪是营养素的重要来源。乳脂肪蕴藏着丰富的维生素 A、维生素 D、维生素 E、维生素 K 以及共轭亚油酸、酪氨酸、神经鞘磷脂等保健和抗癌成分。特别是共轭亚油酸,对 10 多种癌细胞都有抑制作用。一些研究认为,乳制品中的维生素 D 也是降低多种癌症风险的因素,对于结肠癌、乳腺癌等常见癌症都有预防作用。

27. 普通人该选择全脂、低脂还是脱脂牛奶

全脂、低脂、脱脂牛奶从口感上有一定区别。而从营养成分上来看,全脂牛奶中含有的脂肪以及维生素也会比低脂或脱脂牛奶高,且脂肪含量较高的牛奶中,相对应的维生素 D 含量也会多一些。与那些动物内脏或蛋糕等奶油制品比,全脂牛奶的脂肪热量几乎可以忽略不计。就算是一天一斤牛奶,也就是最多 20 克的脂肪,少吃两口红烧肉就减下来了……而且全脂牛奶会产生饱腹感,减少食欲,达到少吃多餐的效果,让人们产生"满足"的愉悦心理。而脱脂牛奶则无法达到使胃口满足的功效。为了弥补口感和味道的不足,一些脱脂牛奶甚至会加入一定量的糖,反而容易造成食用者热量摄入过量。

总的来说,如果每天喝一杯牛奶,健康成人并不需要选择低脂或脱脂牛奶,直接喝全脂牛奶即可,美味又营养。但如果体重已是超标状态或本身患有高血脂,则可以选择低脂或脱脂牛奶。

28. 日常饮食中的钙足够吗？是否需要补钙

　　理论上说，健康的脑力劳动者只要是膳食正常、均衡，是不需要补钙的。但调查结果显示，我国居民平均钙营养素摄入量均低于中国居民膳食营养素参考摄入量。近年还呈持续下降趋势。因此，我国成人钙摄入不足的问题应当引起重视。

　　中国居民膳食营养素参考摄入量建议，人均每日钙摄入量为 800 毫克，提倡通过均衡多样的膳食来补充足量的钙元素，健康又划算。仅在通过膳食无法足量补充时才建议以营养素补充剂方式摄入。也就是说，只要每天喝 300 毫升牛奶，吃 1 斤蔬菜，多吃点豆腐和坚果，差不多就够了。而平时没有吃够量的小伙伴，除了食补外，可以额外吃点钙片。

　　奶、菜、豆、"果"，含钙丰富，建议多食用。奶：各种牛奶、酸奶、奶酪；菜：西蓝花、甘蓝、菜心等绿叶蔬菜；豆：豆腐、千张等豆制品。"果"：坚果、芝麻、芝麻酱等。

　　虽然很多钙片味道不错，可是千万不能把它当零食吃哦！任何营养物质都不是多多益善的，钙当然也不例外，当血钙水平过高时，会出现乏力、头痛、腹痛等症状，严重时可有精神障碍、心律失常等表现。所以每次补充 500 毫克以内的钙就可以了。

29. 维生素 D 与钙常常"结伴"而行，维生素 D 该如何补充

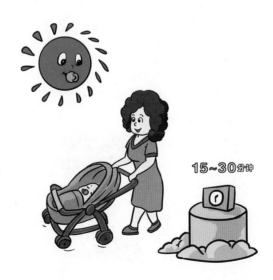

15~30分钟

每天最好补充 400 单位的维生素 D,可以通过以下方法:

（1）最经济也最简便的方法莫过于晒太阳了！不花钱还有效的就是它。紫外线能帮助身体合成维生素 D,但是不建议在烈日下曝晒,这样不但会伤皮肤,还会晒黑。

（2）摄入富含维生素 D 的食物,例如动物的肝脏、蛋黄、海鱼、蘑菇等。

（3）还有就是买点营养素补充剂吃,上面会标明剂量,饭后吃吸收更好。

30. 人们常说的补脑到底指的是什么

"补脑"没有极为准确的医学解释,我们可以理解为:对婴幼儿和儿童有促进大脑神经发育,增加学习记忆能力、空间认知能力;而对成年人来说,补脑可以辅助保护我们的神经系统,减少各种毒素和自由基带来的损伤。

食物中的绝大部分营养素对大脑都有重要的价值。大量研究发现,膳食中的蛋白质和氨基酸、碳水化合物、磷脂和多种脂肪酸以及胆碱、叶酸等多种维生素和矿物元素对于人脑的发育和脑功能的发挥都有着非常重要的生理意义。

31. 许多人会常吃核桃来补脑,增强记忆力,果真如此吗

坚果类食物的食用部分多为坚硬果核内的种仁子叶或胚乳。虽然我们统称为坚果,但一般还是会分成两个大类,一类是树坚果,包括杏仁、核桃、腰果、榛子、松子、开心果;另一类是种子,比如西瓜子、南瓜子、葵花子等。坚果普遍有很高的营养价值,富含蛋白质、优质脂肪、维生素 E 和膳食纤维,核桃就是其中的一种。核桃富含数量可观的多不饱和脂肪酸、维生素 E 和其他一些抗氧化物质多酚,这些成分对大脑健康非常有益,有利于增强记忆力。

除了核桃,能"补脑"的食物还有很多,例如富含 ω-3 系列多不饱和脂肪酸的食物:三文鱼、鲷鱼、黄鱼、鲈鱼、亚麻子等;富含磷脂酰胆碱(卵磷脂)的食物:蛋黄、大豆、牛

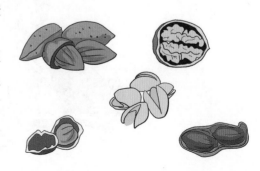

奶、动物内脏。

话虽如此,但单纯靠吃核桃、吃鱼来补脑并不靠谱。只有合理饮食,加强运动,充足睡眠,只有靠谱的"生活方式"才能科学补脑。

32. 经常吃辣对身体好吗

长期、过度吃辣会影响我们的身体健康。虽然吃辣一时爽,但也刺激了食欲,容易饮食超量,甚至暴饮暴食。而长期吃辣过度还会破坏神经末梢的感觉,损伤胃肠黏膜,发生呕吐、痉挛和腹泻等症状,引发肠胃炎等。所以,吃辣这事儿要适度,吃辣首选微辣,控制吃辣的频率,在吃辣的时候搭配甜和酸的解辣食物。有慢性消化系统炎症、皮炎和某些皮肤病患者、痔疮患者、长期便秘患者、心脑血管患者、甲亢患者等都不宜吃辣,更不能吃辣过度。

33. 如何改变重口味的习惯

(1) 减盐:《中国居民膳食指南(2016)》推荐每天食盐(包括酱油、咸菜或其他食物中的食盐量)不超过 6 克。于家庭而言,烹饪时可使用限盐勺;改变烹饪方式,享受食物的天然味道;使用低钠盐、低钠酱油或限盐酱油;尽量选择新鲜食物,少选加工食品。于个人而言,自觉纠正口味过咸的不良习惯;尽量少吃酱菜、腌制食品及其他过咸食品;多吃水果和蔬菜。

(2) 减油:《中国居民膳食指南(2016)》推荐每天烹调油摄入量应控制在25~30 克。建议:使用油壶来科学控制油的摄入总量;采用更健康的烹饪方法;少吃或不吃油炸食品;尽量不用动物性脂肪炒菜做饭;吃多种植物油,并经常更换烹调油的种类。

(3) 减糖:《中国居民膳食指南(2016)》推荐每天添加糖的摄入量不超过50 克,最好在 25 克以下。建议:提倡饮用白开水和茶水;不喝或少喝含糖饮料;减少吃高糖食物的次数;外出就餐时注意减少糖摄入;烹调食物时少放糖。可尝试用辣椒、大蒜、醋和胡椒等为食物提味以取代糖,以减少味蕾对甜味的关注。

最后要说的是,养成口味清淡的饮食习惯很重要。为了健康,请一定要改变重口味的饮食习惯。

34. 不同烹饪方式对食材本身的营养有哪些影响

（1）生吃：生吃黄瓜、西红柿、卷心菜、各种沙拉等蔬菜，可以最大限度保留水溶性维生素，尤其是维生素C、叶酸、烟酸。

（2）清蒸：能最大限度保留食物中的营养物质，几乎对任何食物都适用，包括对热和水敏感的水溶性维生素。

（3）水煮：低温慢煮、炖和煮沸是水基烹饪的基本方法，这三种烹饪方式因水温的不同而不同：低温煮：小于82摄氏度；炖：85~93摄氏度；高温煮沸：100摄氏度。水煮会导致大量的维生素B、维生素C流失。但相对其他烹饪方式而言，水煮仍然可以保留蔬菜中大部分其他营养价值。

（4）微波：微波加热食物可以最大限度地保留食物的营养价值，最好选用玻璃或陶瓷的饭盒，尽量不要用塑料的。

（5）烘焙：烘烤或烘焙对大多数维生素和矿物质没有显著影响，除了B族维生素，是可以经常使用的烹饪方法。

（6）煎炒：煎炒和爆炒能够提高脂溶性维生素和一些植物化合物的吸收，但它们会减少蔬菜中维生素C的含量，如果你要炒，请急火快炒。

（7）油炸：油炸是一种在高温下用大量的油来烹饪食物的方式，食物表面通常涂上面糊或面包屑，以保持外酥里嫩。油炸食物热量高，而且因为高温而产生的致癌物也多，此种烹饪方式是弊大于利，建议少使用。

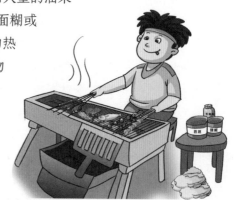

（8）烧烤：烧烤会损失高达40%的维生素B和矿物质，甚至产生致癌物质，严重影响健康。

35. 长期素食对身体健康的影响

素食是指不食畜肉、家禽、海鲜等动物性食品的饮食方式，也可以理解为"凡肉皆不食"。这样虽然能够降低肉类食物摄入带来的过多的能量、胆固醇等,提升了维生素、矿物质和纤维素的供应比,但同时也存在着动物性食物带给我们的优质蛋白、必需脂肪酸以及那些能够促进矿物质吸收的有益营养物质统统都被拒之门外的问题。长此以往会出现锌、铁、钙、维生素 D、维生素 B_{12} 等营养素缺乏的情况。饮食是"素"了,但可能因为食物搭配不合理带来了新的健康问题。正确的做法是:均衡饮食的前提下,适当提升蔬果、豆类等食物摄入的比例,减少肉类摄入,在总量范围内降低畜肉比例。

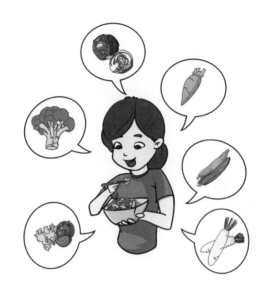

36. 传说中的美容圣品真的能美容养颜吗

现实是残酷的,因为只有动物性食品里才有胶原蛋白,银耳是植物,完全不含胶原蛋白。但银耳煮出来黏稠的物质银耳多糖,补水效果非常好!银耳多糖属于可溶性膳食纤维,可以减缓消化速度,让体内的血糖和胆固醇处于平衡标准上,还有助于调节身体免疫系统,促进体内有毒金属元素的排出。

桃胶,其实是桃树为了愈合切割树皮的伤口分泌出来的,主要成分也是可溶性膳食纤维,和胶原蛋白没有丝毫关系。记住,并不是"胶字辈"食物,就有美容功效哦!

皂角米,只是一种富含碳水化合物的主食,并没有促进胶原蛋白生成的神奇作用。热量和大米差不多,可溶性膳食纤维丰富,搭配大米一起煮粥喝,有助于缓解便秘。

猪蹄和银耳、桃胶、皂角米不同,猪蹄中的确含有胶原蛋白。但是,胶原蛋白是大分子物质,并不能直接被人体吸收。吃猪蹄,补得最多的其实是脂肪。

鱼胶,确实含有胶原蛋白,而且鱼鳔也经常是工业化提取胶原蛋白的原料。但同样的道理,鱼胶中的胶原蛋白一旦被吃下去,经过消化吸收,也就并不一定会变成皮肤上的胶原蛋白了。

所以,食物补充胶原蛋白,效果非常有限,效率低下。也就是说,无论你吃猪蹄银耳,还是昂贵的胶原蛋白保健品,都没有用。

37. 早上起床究竟要不要喝水呢

人在夜间睡眠时,呼吸、排汗、泌尿等生理活动会消耗很多水分,体内会因缺水而导致血液黏度增高。不管起床后有没有口渴的感觉,喝水都可以降低血液黏度,增加循环血容量。同时由于水在胃里的停留时间很短,而胃酸通常比较稳定,不会轻易被稀释。因此,早上起床后可以适量喝水不会影响早餐的消化吸收。

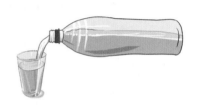

38. 早起喝蜂蜜水、淡盐水还是温白开水

晨起第一杯水喝淡盐水好不好呢? 当然不好,早起喝盐水,会继续加重身体的缺水状态,而且中国居民摄入盐分普遍超标,说好的减盐呢?

蜂蜜水润肠通便,那是对于"果糖不耐受"的人特有的效果。肠道吸收果糖较慢,为了平衡肠道渗透压,大量水分进入肠腔,便便体积变大然后一哄而出。如果不是果糖不耐受的人,那么蜂蜜是一种典型高热量、低营养价值的食物,每 100 克蜂蜜含糖类 75.6 克,含水 22 克,所含热量 321 千卡,需慢跑40 多分钟才能消耗。喝蜂蜜水小心长胖哦!

所以,早上起来喝一杯温白开水就挺好的,不用太多,200 毫升就可以。

39. 关于水的网红传说你听过吗

千滚水,即反复沸腾、多次烧开的水。由于自来水中含有硝酸盐和亚硝酸盐,反复烧开后,部分硝酸盐会转化为亚硝酸盐;而亚硝酸盐有可能转化为致癌物亚硝胺。听起来似乎蛮有道理的,于是有人开展了反复加热桶装水的研究,发现反复加热10次,水中的亚硝酸盐含量是0.0018毫克/升,而加热52次之后,水中的亚硝酸盐含量仅仅只有0.0023毫克/升。而生活饮用水中亚硝酸盐含量的国家标准是1毫克/升。也就是说,除非我们每天喝43升这样的水,才可能超过这个健康无害的标准值。

针对隔夜水,有研究表明,把一杯煮沸的白开水放在室温24小时后,再对其中的亚硝酸盐进行测定,发现亚硝酸盐的含量仅有0.00237毫克/升。也就是说,你还是得喝43升隔夜水才可能超过国家标准中的限量值。友情提示:一桶水是18.9升,43升水得喝两桶多呢。

人体要补充矿物质,主要靠的是每天摄入的食物,饮水中的矿物质微乎其微。你每天喝4升矿泉水,钙含量都还没有一袋(250毫升)的牛奶的含量多,还不如多吃几把蔬菜,多吃几粒坚果。与其纠结喝什么水健康,不如多花点心思在一日三餐上,做到平衡膳食,合理营养。

40. "花样多=营养全""吃得好=营养好""价格高=营养高",这都对吗

(1) 花样多不等于营养全。有些人认为自己吃的食物品种花样够多了,却没有意识到很多食物其实是同一类的。建议平均每天不重复的食物种类达到12种以上,每周达25种以上。通过食物品种互相替换从而达到食物多样,每天享受不同色、香、味的美食。

(2) 吃得好不等于营养好。如果长期吃大鱼大肉,容易导致能量过高,营养失衡,身体超重甚至肥胖,痛风、糖尿病、高血压、高血脂接踵而来。所以建议按照膳食平衡原则,谷类为主,粗细搭配,多吃蔬果、奶类、大豆,鱼、禽、蛋和瘦肉摄入要适量,少油少盐,控糖戒烟限酒。

(3) 价格高不等于营养高。无论食品的价格昂贵与否,都有其自身的营养特点和局限性,不会含有人体所需的全部营养素。价格高低一定程度上反映的只是该食品的来源难易程度,与营养不成正比关系。例如,鲍鱼、海参、鱼翅、熊掌、燕窝等,其营养价值并不突出。

41. 方便面是垃圾食品吗

所谓垃圾食品,是指那些热量较高,但膳食纤维、蛋白质、维生素、矿物质等营养物质含量较少的食品。从定义可知,方便面确实算是垃圾食品。首先,面饼经过加工后,营养元素会大大流失;另外,方便面配有的调味包脂肪量和含盐量较高,多吃确实不好。

但有种说法,没有垃圾食品,只有垃圾吃法。比如说,一个鸡翅,如果烹饪方式是油炸,确实应该敬而远之;如果是白水煮,就是健康的低卡食物。从这个角度来看,如果改变方便面的食用方式,那么泡面就可以由垃圾食品变为相对健康食品。由于方便面营养比较单一,我们在煮泡面时,少加一些调味料,多搭配一些青菜、鸡蛋、瘦肉,一起用水煮,其实是很容易满足人体营养需求的。加上泡面的油炸程度不高,偶尔吃是可以放心的。对于泡面中的食品添加剂,只要是合法生产经营的泡面,都是按国家标准添加食品添加剂的,安全性没有问题。

不过,判断一样食物是否有利于健康,还要看人体对它的摄入量是多少。所以,方便面虽然可以吃,但也要记得适量吃才好哦!

42. 办公室一族如何在日常生活中保持活动量

(1)培养兴趣,把运动变为习惯。思想上应当认识到运动是一个改善健康的机会。寻找和培养自己有兴趣的运动方式,持之以恒,把天天运动变为习惯。

(2)利用上下班和间隙时间。充分利用上下班、外出、工作间隙、家务时间和闲暇时间,尽可能地增加"动"的机会;尽可能地减少出行开车、坐车、久坐的时间。在上下班、外出时间,增加步行、骑车、爬楼梯的机会。把运动融入工作和生活中,如乘车,提前 1 千米下车步行;改驾车上下班为骑车或乘车＋步行组合。

(3)减少久坐时间。办公室工作过程中,能站不坐,多活动,少乘电梯多爬楼梯等。久坐者,每小时起来活动一下,做做伸展运动或者工间操。在家里,改坐着／躺着看电视、手机和平板为站着看,尽量减少看电视、手机的时间。多进行遛狗、散步、逛街、打球、踢毽子、跳绳等活动。

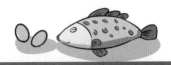

（四）食 谱 举 例

I. 一般男性脑力劳动人群的食谱方案

可参考以下食谱方案：

一般男性脑力劳动人群一天食谱举例

餐次	食物名称及主要原料重量	营养素
早餐	鲜肉包：小麦面粉（标准）50 克，猪肉（肥瘦）50 克 小米粥：小米 25 克 白煮蛋：鸡蛋 50 克 橙子：300 克 油：菜籽油 5 克	能量：2 271.4 千卡 　早餐 628.2 千卡 　午餐 807.3 千卡 　晚餐 533.4 千卡 　加餐 302.5 千卡 蛋白质：89.2 克 脂肪：72.7 克
午餐	米饭：稻米 125 克 蒜苗炒肉：蒜苗 100 克，猪肉（瘦）25 克 小白菜千张：小白菜 75 克，千张 25 克 绿豆汤：绿豆 50 克 油：菜籽油 10 克	碳水化合物：306.4 克 维生素 A：视黄醇当量 966.2 微克 维生素 B_1：1.4 毫克
晚餐	红薯米饭：稻米 100 克，红薯 50g 洋葱炒肉片：洋葱（葱头）75 克，猪肉（瘦）25 克 清炒菠菜：菠菜 100 克 蒸茄子：茄子 100 克 油：菜籽油 5 克	维生素 B_2：1.5 毫克 维生素 C：149.4 毫克 钙：754.8 毫克 铁：23.3 毫克 锌：13.5 毫克
加餐	牛奶：300 克 杏仁：25 克	

注：1 千卡 =4.184 千焦。

2. 一般女性脑力劳动人群的食谱方案

可参考以下食谱方案：

一般女性脑力劳动人群一天食谱举例

餐次	食物名称及主要原料重量	营养素
早餐	燕麦牛奶：燕麦 25 克，牛奶 150 克 鸡蛋面：荞麦面 50 克，鸡蛋 40 克， 小白菜 50 克 苹果：200 克 油：菜籽油 5 克	能量：1 815.4 千卡 　　早餐 526.8 千卡 　　午餐 602.4 千卡 　　晚餐 409.3 千卡 　　加餐 276.9 千卡
午餐	红豆米饭：稻米 100 克，红豆 25 克 小鸡炖蘑菇：鸡块 50 克，蘑菇 50 克 清炒菠菜：菠菜 100 克 紫菜蛋花汤：紫菜 2 克，鸡蛋 10 克 油：菜籽油 10 克	蛋白质：75.7 克 脂肪：54.3 克 碳水化合物：258.3 克 维生素 A：视黄醇当量 922.3 微克
晚餐	米饭：稻米 75 克 红烧鲫鱼：鲫鱼 75 克 大白菜肉汤：大白菜 75 克， 猪肉（瘦肉）25 克 白灼菜心：菜心 100 克 油：菜籽油 5 克	维生素 B_1：1.0 毫克 维生素 B_2：1.5 毫克 维生素 C：107.4 毫克 钙：714.0 毫克 铁：24.8 毫克 锌：11.9 毫克
加餐	盐水花生：花生 30 克 酸奶：150 克	

注：1 千卡 =4.184 千焦。

3. 单位食堂供给脑力劳动人群的食谱方案

可参考以下食谱方案：

一般脑力劳动人群一周食谱举例

星期	早餐	午餐	晚餐	加餐	营养素
一	虾饺：面粉(标准)25克，玉米淀粉(标准)25克，虾仁50克 小米粥：50克 白灼菜心：菜心100克 苹果：150克 水煮花生：花生30克 油：菜籽油5克	燕麦饭：稻米100克，燕麦25克 烧鹅：75克 炒芥蓝：芥蓝100克 绿豆汤：绿豆25克 油：菜籽油10克	猪肝煲：粉丝100克，猪肝50克，大白菜100克，油豆腐100克 油：菜籽油5克	酸奶：150克	能量：2 238.9千卡 早餐666.1千卡 午餐765.7千卡 晚餐699.1千卡 加餐108.0千卡 蛋白质：71.6克 脂肪：86.0克 碳水化合物：313.2克 维生素A：视黄醇当量 3 129.4微克 维生素B_1：1.1毫克 维生素B_2：2.0毫克 维生素C：139.8毫克 钙：748.4毫克 铁：41.8毫克 锌：13.7毫克

续表

	早餐	午餐	晚餐	加餐	营养素
星期一	牛肚面:面粉(标准)100克,牛肚50克,白萝卜100克 杏仁:25克 油:菜籽油5克	杂粮饭:稻米100克,黑米50克 家常豆腐:北豆腐75克 肉末茄子:茄子100克,猪肉25克 平菇肉汤:猪肉(肥瘦)25克,平菇50克 油:菜籽油10克	煲仔饭:稻米100克,鸡蛋50克,广式香肠25克,小白菜100克 牛奶150克 油:菜籽油5克	香蕉:150克 牛奶:150克	能量:2 267.1千卡 早餐668.7千卡 午餐790.3千卡 晚餐646.5千卡 加餐161.6千卡 蛋白质:95.6克 脂肪:68.2克 碳水化合物:309.2克 维生素A:视黄醇当量509.9微克 维生素B₁:1.6毫克 维生素B₂:1.2毫克 维生素C:98.4毫克 钙:701毫克 铁:16.4毫克 锌:13.5毫克

续表

	早餐	午餐	晚餐	加餐	营养素
星期三	叉烧包:面粉(标准)75克,叉烧肉50克 炒娃娃菜:娃娃菜100克 酸奶:150克 油:菜籽油5克	米饭:黑芝麻20克,稻米100克 苦瓜炒牛肉:苦瓜100克,牛肉(瘦)50克 炒豆芽:豆芽100克 玉米排骨汤:玉米50克,猪小排60克 油:菜籽油10克	炒河粉:河粉100克,虾皮25克,鱼丸50克,蒜苗100克 拍黄瓜:黄瓜100克 油:菜籽油5克	酸奶:150克 腰果:25克 梨:150克	能量:2154.0千卡 早餐558.2千卡 午餐766.3千卡 晚餐529.3千卡 加餐300.2千卡 蛋白质:94.7克 脂肪:69.2克 碳水化合物:288.4克 维生素A:视黄醇当量186.3微克 维生素B_1:1.5毫克 维生素B_2:1.4毫克 维生素C:116.1毫克 钙:1080.0毫克 铁:21.1毫克 锌:15.4毫克

续表

	早餐	午餐	晚餐	加餐	营养素
星期四	生煎包:面粉(标准)75克,猪肉(瘦)50克,白芝麻25克；黑米粥:黑米25克；香菇油麦菜:油麦菜100克,香菇25克；油:菜籽油5克	米饭:稻米100克；芋头牛腩煲:芋头50克,牛腩50克；炒空心菜:空心菜100克；银耳莲子汤:银耳(干)10克,莲子(干)50克；油:菜籽油10克	米饭:稻米100克；皮蛋拌豆腐:皮蛋50克,豆腐50克；炒莴苣:莴苣100克；牛奶:150克；油:菜籽油5克	蚕豆:25克；牛奶:150克；鲜枣:50克	能量:2 297.1千卡；早餐662.9千卡；午餐827.5千卡；晚餐579.6千卡；加餐227.1千卡；蛋白质:99.4克；脂肪:67.9克；碳水化合物:314.1克；维生素A:视黄醇当量485.5微克；维生素B_1:1.4毫克；维生素B_2:1.4毫克；维生素C:153.9毫克；钙:895.8毫克；铁:23.3毫克；锌:16.3毫克

续表

星期五	早餐	午餐	晚餐	加餐	营养素
	肠粉:米粉100克,生菜100克,鸡蛋50克	杂粮饭:稻米100克,荞麦25克	煮年糕:年糕100克,木耳(水发)50克,猪肉(瘦)50克,豆腐皮50克	酸奶:150克	能量:2 081.5千卡
	酸奶:150克	西芹百合:西芹50克,百合50克		花生:30克	早餐564.2千卡
	油:菜籽油5克	苦瓜炒肉:猪肉(瘦)50克,苦瓜50克	娃娃菜100克,油:菜籽油5克	橙子:31.3克	午餐709.1千卡
		番茄小黄鱼汤:小黄鱼50克,番茄50克,油:菜籽油10克			晚餐500.0千卡
					加餐308.2千卡
					蛋白质:93.6克
					脂肪:62.6克
					碳水化合物:286.0克
					维生素A:视黄醇当量320.6微克
					维生素B$_1$:1.4毫克
					维生素B$_2$:1.3毫克
					维生素C:78.7毫克
					钙:697.8毫克
					铁:26.6毫克
					锌:13.6毫克

注:1千卡=4.184千焦。

二、一般体力劳动的职业人群

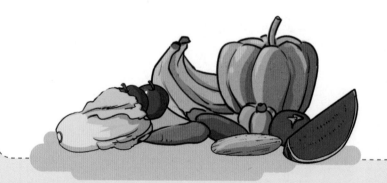

体力劳动者多以肌肉和骨骼的活动为主,他们能量消耗多,需氧量高,物质代谢旺盛。一般体力劳动的职业人群的饮食安排应按照劳动特点以便满足其能量和营养需求。接下来本章将就一般体力劳动人群的饮食及相关问题进行详细介绍。

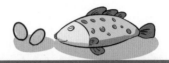

（一）职 业 特 点

1. 哪些属于体力劳动呢

　　体力劳动主要是以肌肉活动为主,需要较强的体力、较大的肌肉伸缩以及灵活的身体运动能力。

　　体力劳动者是指工人、农民和一切靠体力进行生产劳动的人。以生产生活资料和生产资料为主的农民、工人等的劳动属于体力劳动。

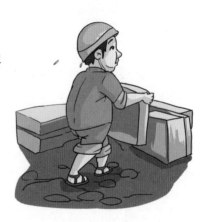

2. 一般体力劳动的特点

　　体力劳动的特点是以肌肉和骨骼的活动为主,其职业特点也是以某一部分的肌肉和骨骼的活动为主,比如服务业以站立和走路为主;工厂中等强度劳动以坐和站为主,并伴有上肢活动;高强度劳动譬如搬运、装卸等属于重体力劳动。

3. 常见的体力劳动的工作

　　一般体力劳动者的职业包括:

　　（1）从事商业、餐饮、旅游娱乐、运输、医疗辅助及社会和居民生活等服务工作的人员,包括:购销人员、仓储人员、饭店、旅游及健身娱乐场所服务员、运输服务人员、医疗卫生辅助服务人员、社会服务和居民生活服务人员等。

(2)农、林、牧、渔、水利业生产人员:从事农业、林业、畜牧业、渔业及水利业生产、管理、产品初加工的人员。譬如:种植业生产人员、林业生产及野生动物植物保护人员、畜牧业生产人员、渔业生产人员、水利设施管理养护人员等。

(3)生产、运输设备操作人员及相关人员:从事矿产勘查、开采,产品生产制造,工程施工和运输设备操作的人员及有关人员。譬如:勘测及矿物开采人员,机械制造加工人员,电力设备安装、运行、检修及供电人员,橡胶和塑料制品生产人员,人造板生产及木材制品制作人员,制浆、造纸和纸制品生产加工人员,广播影视制品制作、播放及文物保护作业人员,环境监测与废物处理人员,检验、计量人员等。

4. 体力劳动强度如何分级

(1)轻体力劳动:75%的时间处于坐或站立状态,25%的时间进行特殊职业活动,比如修理电器钟表、售货员、酒店服务员、化学实验操作员等。

(2)中等体力劳动:25%的时间处于坐或站立状态,75%的时间进行特殊职业活动,比如机动车驾驶、电工安装、车床操作、金工切割等。

(3)重体力劳动:40%的时间处于坐或站立状态,60%的时间进行特殊职业活动,比如非机械化农业劳动、炼钢、跳舞、体育运动、装卸、采矿等。

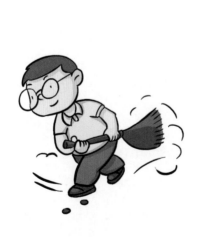

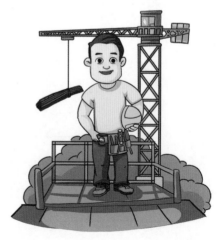

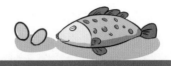

（二）营养需求

1. 一般体力劳动人群的营养现状

农村居民大多为体力劳动者,根据国家公布的中国居民营养与健康状况调查报告可以了解到农村居民的营养现状。一方面,农村地区一些营养缺乏病仍然存在;另一方面,随着农村居民生活水平的提高,居民膳食成分的"西化"倾向明显。高血压、血脂异常、超重和肥胖等的患病率在我国农村迅速上升,城乡差别已不明显。一般体力劳动者的营养状况总体不良,需引起重视。

膳食营养方面存在的不合理现象或薄弱环节有:

（1）缺乏平衡膳食的营养科学概念,偏食和暴饮暴食现象较普遍。

（2）片面追求食品的色、香、味、形。

（3）饮食中过多使用人工食品添加剂。

（4）动物脂肪摄入量偏高,食物纤维摄入量偏低,容易引起便秘症,同时会增加罹患结肠癌、直肠癌和高脂血症的概率。

（5）我国北方大部分地区居民食盐摄入量偏高,钠摄入量过多,易诱发水肿和高血压等疾病。

以上（1）至（5）来源于《我国农村居民营养现状与改善策略》。

2. 一般体力劳动者怎么能"吃"得营养呢

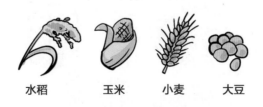

水稻　　玉米　　小麦　　大豆

体力劳动者的特点是消耗能量多,需氧量高,体内物质代谢旺盛,代谢率高。体力劳动者应多吃热量高的主食,如大米、小米、玉米面等,并建议粗细粮搭配,可采用不同的烹饪方式以增进食欲,来满足热量的供给。副食可多吃些富含蛋白质的食物,蛋白质除了满足人体需要外,还能增强人体对各种毒物的抵抗力。每天多吃些豆制品,再适当吃些肉类、鱼类、牛奶、豆浆等,大体可满足身体需要。膳食中提供充足的维生素和无机盐不仅能满足身体的需要,而且可以保护某些特殊工种的劳动者身体不受危害。体力劳动者还应该多吃些新鲜蔬菜和水果以及淡盐水等,以补充维生素 C、B 族维生素以及钠。

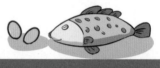

（三）常见的营养相关问题

1. 体力劳动者在工作结束后应该如何补充身体能量

（1）多吃高热量的食物。多吃一些热量高的主食,如大米、小米、玉米面等,可满足体力劳动者的能量需求。除主食外,体力劳动者可适当摄入其他高热量的食物,如各种肉类和蛋类。

（2）多吃富含蛋白质和脂肪的食物。多吃富含蛋白质的食物除了可满足人体工作和生活需要外,还能增强人体的抵抗力。除此之外,每天还应多吃豆制品、牛奶,再适当吃些肉类、鱼类、豆浆等,基本可满足身体需要。

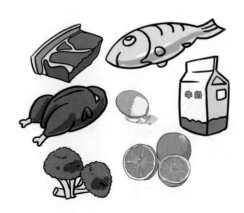

（3）多吃富含维生素的食物。夏天从事体力作业的人往往大汗淋漓,应该多吃些新鲜蔬菜和水果、喝盐汽水等,以补充维生素 C、B 族维生素以及钠。体力劳动者常重复相同的工作动作,易导致局部肌肉运动过度,造成肌肉酸痛。补充维生素 B_1 能补充消耗的体力,并减缓因剧烈运动所导致的肌肉酸痛,帮助碳水化合物释放能量。富含 B 族维生素的食物有:绿色蔬菜、瘦肉、动物肝脏、乳制品和五谷杂粮等。同时,还可多摄入菌藻类、奶类食物,中和体内的乳酸以缓解疲劳。建议体力劳动者多吃清淡食物,利于消化吸收,帮助身体恢复体力。

2. 体力劳动者如何补充体内丢失的水分

体力劳动者可以选择以下食物补充体内丢失的水分:

（1）淡盐水、淡糖水、绿豆汤等饮品为最佳选择,可及时补充水分和钠、钾等电解质。

（2）豆类粥:如红豆粥、绿豆饭、八宝粥等。

（3）菌菇类的汤:菌菇类食材同肉一起煮,既可增味增香,又可调整性味上的凉热,也有营养素的互补,菌菇类食材还能吸收肉中的脂肪,一举多得。

（4）海藻类的汤:做汤时,可多放些紫菜、海带、裙带菜等海藻类食材,增加汤的营养成分。

3. 体力劳动者如何补充蛋白质

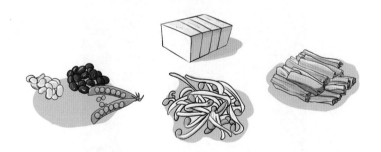

体力劳动者体力消耗过大,如果不能及时补充营养,会危害身体健康。那怎样才能在吃得营养的同时又省钱呢?

别着急,办法总会有的呢。豆腐炖海带可以说是既便宜又补体力的菜式。豆腐半块就行,2 两（100 克）海带即可。吃豆腐就是补充蛋白质,体力劳动者这方面消耗大,所以要每天都吃一些蛋白质含量高的食物。如果不能经常吃肉的话,豆腐可以多吃点。同时建议体力劳动者搭配着海带吃,海带矿物质含量高,海带中的碘可以合成甲状腺素,增强人体代谢,恢复劳动者体力。

豆腐、海带是再普通不过的食品,价钱也是我们老百姓过日子负担得起的。营养与钱无关,白菜萝卜一样能吃得健健康康,关键就是能否选对食材,只要选择适合自己的食品就能吃出健康!

4. 体力劳动者能为了节食而"一日两餐"吗

不行,体力劳动者体力消耗大,应选择"一日三餐"。一天吃三餐不可简单理解为填饱肚子,而是为了保证身体的正常新陈代谢和健康。但要注意,两餐间隔的时间要适宜,不能过长,间隔太长会影响人的精气神和工作效率;间隔时间如果太短会使消化器官得不到休息,影响消化和食欲。一般混合食物在胃里停留的时间大约为5小时,因此两餐的时间间隔以5小时左右最为科学。

5. 夜班司机的饮食该如何安排

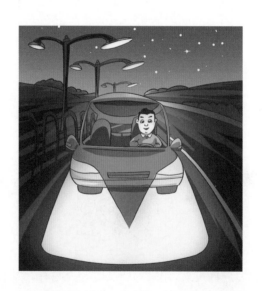

夜班司机在一日三餐的安排上,应保证有足够的热能摄入,要确保机体的能量代谢保持"收支"平衡。热量主要由膳食中的碳水化合物、脂肪和蛋白质来提供。但往往由于职业性疲劳、胃口不佳而实际上经口摄入的热量并不能

满足机体的需要。这时就需要在饮食营养方面进行一些改进:

（1）为增进食欲,可在食品的烹调制作上力求做到食物品种多样化,色、香、味俱全,美味可口。

（2）合理安排就餐时间和每餐膳食热量供应。我国营养学家于志深教授认为,晚餐是夜班职业人员的主餐,可占膳食总热量的 30%~50%,可食用富含高蛋白的食物,进餐时间安排在劳动前一两小时为宜;夜班的中餐热量一般可占膳食总热量的 20%~25%,进餐时间可安排在凌晨 3 时前后;早餐热量一般可占膳食总热量的 15%~20%,并且应该以容易消化吸收的碳水化合物为主。

（3）在保证足够热能摄入的基础上,还应摄入足够的优质蛋白质、无机盐和维生素。为达此要求,应该经常食用乳、蛋、鱼、瘦肉、猪肝、大豆及其制品,多吃蔬菜、水果,少吃纯糖和含脂肪高的食物,并应控制食盐的摄入量。

6. 夜班工作人员该如何调理饮食

（1）夜班工作人员,身体内对维生素 A、维生素 B、维生素 C 等的需求量增加。所以,要补充含维生素丰富的食物,如动物肝、肾、牛奶、蛋类以及含胡萝卜素的水果及深色蔬菜。

（2）在夜班工作时,机体处于抗衡生物节律状态,易精神紧张。因此,宜吃一些健脾益气、运畅气血的食品,如温热的瘦肉粥、热汤面、蛋糕之类,而不宜吃煮鸡蛋、方便面等食物。生冷水果不宜在夜班吃,或下夜班即吃,宜在充足睡眠后吃,以防心烦胸闷、胃部胀满。下夜班后更不宜因疲倦空腹而卧,也不能因睡眠而忽视中餐和晚餐。

（3）对睡眠质量差的夜班工作人员,在其饮食中可增加一些有利于睡眠的食物,如牛奶、鸡蛋汤、百合、莲子、冰糖水、冰糖汁。平时以食用清淡易消化的食物为主,在食用补心安神食物的同时,保持心情平静,维持正常的睡眠质量。

7. 夏季体力劳动者如何合理安排饮食

（1）人体缺盐会导致四肢乏力,而体力劳动者常常大量出汗,特别是在夏天,有时衣服上都是白花花的一层盐末,盐分流失较多。而人体的盐分几乎都

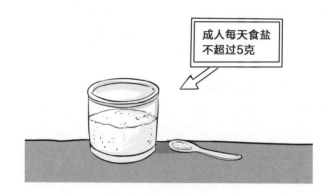

成人每天食盐
不超过5克

是来自饮食,所以,体力劳动者的饮食要比普通人的咸味重一些或者要喝淡盐水,补充盐分。

(2) 夏天体力劳动者能量消耗非常大,而能量主要依靠脂肪和碳水化合物提供,因此要比平时多摄入一些脂肪类食物。植物油脂和动物油脂都要摄入,尽量维持动物脂肪摄入量和植物脂肪摄入量之比在1:1左右,不建议全植物油脂饮食。

(3) 夏季体力劳动者会出现蛋白质性的细胞损伤,必须补充足够的蛋白质来帮助机体修复细胞。动物性蛋白人体吸收利用快,譬如:猪瘦肉、牛肉等禽畜瘦肉、鱼肉和鸡蛋鸭蛋等蛋类。而植物性蛋白人体往往要多一道程序才能被吸收利用,比如豆类及其制品。建议体力劳动者每餐同时补充植物性蛋白和动物性蛋白。

(4) 体力劳动者夏天随汗水流失的除了盐分还有维生素,尤其是维生素B和维生素C流失严重。因此,每餐要保证要有绿叶蔬菜,同时多吃水果。无法做到食补的话,建议外服综合维生素做补充。

(5) 如果是在水泥、重金属粉末等环境下工作,建议体力劳动者尽量每天都吃点动物血或是血豆腐,对身体排尘有一定的作用。

9. 为了消暑,体力劳动者会用冰水勾兑饮料酒一起喝,这样做对吗

不对。在饥肠辘辘的情况下,用白酒、啤酒、饮料和冰块、冰水等兑着喝,这样的喝法很容易损伤肠胃,为各种肠胃病埋下祸根,严重的可能当场胃出血或胃穿孔。所以,为了健康最好不要喝随意勾兑的酒类和饮料。

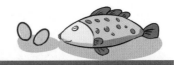

（四）食谱举例

1. 适合一般男性中等体力劳动人群的食谱方案

可参考以下食谱方案：

一般男性中等体力劳动人群一天食谱举例

餐次	食物名称及主要原料重量	营养素
早餐	肉饼：面粉(标准)125克，牛肉50克 小米绿豆粥：小米50克，绿豆10克 清炒小白菜：小白菜100克 苹果：150克 油：菜籽油5克	能量：2 857.5千卡 　早餐851.9千卡 　午餐992.9千卡 　晚餐761.8千卡 　加餐250.9千卡
午餐	米饭：稻米150克 番茄炒鸡蛋：番茄100克，鸡蛋50克 海带莲藕排骨汤：海带50克，藕50克，猪大排50克 莴苣炒肉片：莴苣50克，猪肉(肥瘦)50克 油：菜籽油10克	蛋白质：106.3克 脂肪：86.0克 碳水化合物：413.8克 维生素A：视黄醇当量597.1微克
晚餐	红薯饭：稻米100克，红薯50克 炒土豆丝：马铃薯50克 肉丝炒芹菜：芹菜75克，猪肉(瘦肉)25克 平菇肉片汤：平菇75克，猪肉(瘦肉)25克 盐水花生：花生30克 油：菜籽油10克	维生素B$_1$：2.1毫克 维生素B$_2$：1.4毫克 维生素C：109.1毫克 钙：622.8毫克 铁：22.1毫克 锌：16.2毫克
加餐	牛奶：300克 苹果：150克	

注：1千卡=4.184千焦。

2. 适合一般女性中等体力劳动人群的食谱方案

可参考以下食谱方案：

一般女性中等体力劳动人群一天食谱举例

餐次	食物名称及主要原料重量	营养素
早餐	花卷:面粉(标准)100 克 大米绿豆粥:稻米 30 克,绿豆 10 克 芹菜炒豆腐干:芹菜 70 克,豆腐干 30 克 酸奶:150 克 油:菜籽油 5 克	能量:2 444.3 千卡 　　早餐 685.5 千卡 　　午餐 916.7 千卡 　　晚餐 645.2 千卡 　　加餐 196.9 千卡
午餐	米饭:稻米 100 克 玉米馒头:玉米面(白)25 克 炒豆芽:黄豆芽 100 克 红烧鲫鱼:鲫鱼 75 克 蒜薹肉片:蒜薹 50 克,猪肉(肥瘦)25 克 土豆丝炒肉:猪肉(肥瘦)25 克,土豆 100 克 虾皮萝卜汤:虾皮 10 克,白萝卜(圆)50 克 油:菜籽油 10 克	蛋白质:90.1 克 脂肪:65.6 克 碳水化合物:375.5 克 维生素 A:视黄醇当量 1 121.1 微克 维生素 B_1:1.4 毫克 维生素 B_2:1.3 毫克
晚餐	米饭:稻米 100 克 土豆烧丸子:马铃薯 100 克,猪肉(肥瘦)25 克, 清炒菠菜:菠菜 100 克 胡萝卜炒鸡丝:胡萝卜 75 克,鸡胸脯肉 25 克 紫菜蛋花汤:紫菜 2 克,鸡蛋 10 克 油:菜籽油 10 克	维生素 C:113.0 毫克 钙:818.4 毫克 铁:22.7 毫克 锌:12.4 毫克
加餐	酸奶:150 克 苹果:150 克	

注:1 千卡 =4.184 千焦。

3. 适合单位食堂供给中等体力劳动者的食谱方案

一般中等体力劳动人群一周食谱举例

	早餐	午餐	晚餐	加餐	营养素
星期一	卷饼:煎饼100克,鸡蛋50克,豆瓣酱10克,包菜丝50克,秋黄瓜50克；燕麦牛奶:牛奶200克,燕麦25克；油:菜籽油10克	二米饭:稻米100克,小米100克；蒜蓉炒小白菜75克,蒜蓉25克；丝瓜炒牛肉:丝瓜75克,牛肉(瘦)25克；花椰菜烧肉:花椰菜50克,猪肉(肥瘦)50克；油:菜籽油10克	米饭:稻米100克；青椒炒肉:青椒50克,猪肉(肥瘦)25克,猪肉(瘦)25克；腰果烧鸡:腰果50克,鸡块50克；香蕉:150克；油:菜籽油10克	橙子:150克；肉包:面粉(标准)50克,猪肉(瘦)25克,小葱5克,菜籽油5克；牛奶:100克	能量:2841.6千卡；早餐687.8千卡；午餐1065.1千卡；晚餐731.4千卡；加餐357.3cal；蛋白质:100.8克；脂肪:92.4克；碳水化合物:393.0克；维生素A:视黄醇当量503.6微克；维生素B_1:1.7毫克；维生素B_2:1.4毫克；维生素C:137.3毫克；钙:651.8毫克；铁:27.5毫克；锌:15.3毫克

续表

星期	早餐	午餐	晚餐	加餐	营养素
星期二	花卷:面粉(标准)100 克,紫薯稀饭:稻米 50 克,紫薯 25 克,黄瓜炒鸡蛋:黄瓜 100 克,鸡蛋 50 克,酱卤牛肉:牛肉(瘦)50 克,牛奶:150 克,油:菜籽油 10 克	二米饭:稻米 100 克,小米 100 克,虾仁豆腐:虾仁 50 克,北豆腐 50 克,冬瓜烧肉:冬瓜 75 克,猪肉(肥瘦)25 克,清炒豆角:豆角 60 克,油:菜籽油 10 克	米饭:稻米 125 克,炒茅菜:茅菜 100 克,黄焖鸡块:鸡块 75 克,紫菜肉片汤:紫菜 2 克,猪肉(肥瘦)25 克,橘子:200 克,油:菜籽油 10 克	牛奶:150 克,核桃仁:20 克,苹果:200 克	能量:2 858.2 千卡 早餐 837.3 千卡 午餐 984.8 千卡 晚餐 782.7 千卡 加餐 253.4 千卡 蛋白质:103.6 克 脂肪:81.7 克 碳水化合物:420.2 克 维生素 A:视黄醇当量 694.5 微克 维生素 B_1:1.8 毫克 维生素 B_2:1.4 毫克 维生素 C:129.3 毫克 钙:670.4 毫克 铁:23.9 毫克 锌:14.4 毫克

续表

	早餐	午餐	晚餐	加餐	营养素
星期三	汤面:面粉(标准)100克,辣椒(尖,青)10克,羊肉(肥瘦)25克,洋葱5克,番茄50克 小米粥:小米50克 卤鸡蛋:鸡蛋50克 油:菜籽油10克	米饭:稻米200克 红烧茄子:茄子100克,猪肉(肥瘦)25克 白菜烧肉:大白菜50克,虾米15克,猪肉(肥瘦)25克 凉拌海带丝:海带50克 萝卜排骨汤:青萝卜50克,猪小排50克 油:菜籽油10克	红豆饭:红豆20克,稻米100克 菠菜丸子汤:菠菜75克,猪肉(肥瘦)20克,淀粉(大米)5克 花菜炒牛肉:花椰菜80克,牛肉(肥瘦)25克 西葫芦炒肉片:西葫芦100克,猪肉(肥瘦)30克 油:菜籽油10克	葡萄:200克 苹果:150克 牛奶:200克	能量:2 863.6千卡 早餐772.3千卡 午餐1 045.1千卡 晚餐775.3千卡 加餐270.9千卡 蛋白质:102.5克 脂肪:86.0克 碳水化合物:421.3克 维生素A:视黄醇当量608.7微克 维生素B_1:1.6毫克 维生素B_2:1.5毫克 维生素C:157.2毫克 钙:702.2毫克 铁:26.1毫克 锌:16.1毫克

续表

	早餐	午餐	晚餐	加餐	营养素
星期四	香菇菜包:面粉(标准)150克,小白菜50克,香菇(鲜)50克,南瓜粥:南瓜25克,稻米25克,玉米炒蛋:鸡蛋40克,玉米75克,菜籽油10克	红豆饭:红豆25克,稻米175克,土豆烧排骨:土豆50克,猪小排50克,毛豆炒肉:毛豆50克,猪肉(肥瘦)25克,番茄蛋汤:番茄100克,鸡蛋10克,菜籽油10克	米饭:稻米100克,肉包:面粉(标准)50克,猪肉(肥瘦)25克,腰果鸡丁:腰果25克,鸡胸肉50克,清炒油麦菜:油麦菜100克,豆浆:150克,油:菜籽油10克	豆浆:150克,香蕉:300克	能量:2 855.9千卡 早餐803.2千卡 午餐1 058.1千卡 晚餐809.5千卡 加餐185.1千卡 蛋白质:107.3克 脂肪:72.0克 碳水化合物:448.3克 维生素A:视黄醇当量546.5微克 维生素B_1:1.9毫克 维生素B_2:1.1毫克 维生素C:72.3毫克 钙:337.0毫克 铁:20.5毫克 锌:12.0毫克

续表

星期	早餐	午餐	晚餐	加餐	营养素
星期五	玉米猪肉饺子:面粉、猪肉(标准粉)100克,猪肉(肥瘦)50克,玉米50克 炒空心菜:空心菜100克 煮鸡蛋:鸡蛋50克 酸奶:150克 油:菜籽油10克	二米饭:稻米100克,小米100克 干烧小黄鱼:小黄鱼50克 苦瓜炒鸡蛋:苦瓜100克,鸡蛋50克 麻婆豆腐:北豆腐50克,猪肉(肥瘦)50克 油:菜籽油10克	杂粮粉:稻米100克,荞麦50克 丝瓜炒牛肉(肥瘦):丝瓜75克,牛肉50克 蒜蓉西蓝花:西蓝花100克 青椒拌豆腐丝:青椒50克,北豆腐50克 油:菜籽油10克	梨:150克 苹果:150克	能量:2 880.0千卡 早餐838.8千卡 午餐1 145.9千卡 晚餐752.3千卡 加餐143.0千卡 蛋白质:106.4克 脂肪:95.3克 碳水化合物:400.0克 维生素A:视黄醇当量1 534.4微克 维生素B$_1$:2.0毫克 维生素B$_2$:1.4毫克 维生素C:155.2毫克 钙:672.0毫克 铁:27.3毫克 锌:16.9毫克

注:1千卡=4.184千焦。

三、高温和低温工作环境下的职业人群

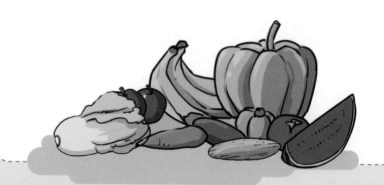

在作业环境中接触高、低温的职业人群如何合理安排饮食一直以来少有系统的、科学的指导，大多数相关职业人群只知道高温作业后需要补水补盐，但对其他营养素的补充，以及如何合理安排高、低温作业的职业人群的饮食却知之甚少。而本章节将对接触高、低温的职业人群的分类，在高、低温工作环境下的职业人群的机体变化、营养需求、饮食安排和常见营养相关问题等给予解答，并附上相关食谱供在高、低温工作环境下的职业人群参考，以便读者对接触高、低温的职业人群的饮食安排有一个系统的、科学的认识。

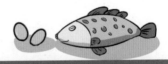

（一）职 业 特 点

1. 什么是高温和低温的工作环境

高温环境通常是指 35 摄氏度以上的生活环境和 32 摄氏度以上的生产劳动环境，或者气温在 30 摄氏度以上、相对湿度超过 80% 的生产劳动工作环境。低温工作环境通常是指在生产劳动过程中，工作地点平均气温等于或低于 5 摄氏度的工作环境。

2. 哪些行业需要在高温或低温环境下工作

在高温环境下的职业主要有：冶金工业中的炼钢、炼铁、炼焦、轧钢，机械工业的铸造、锻造、陶瓷、搪瓷、玻璃等工业的炉前作业，印染、缫丝、造纸厂的蒸煮场所作业，各种工厂的锅炉间作业，农业、建筑、运输业、夏季露天作业等。

在低温环境下的职业主要有：冬季室外的野外劳动、训练、南极考察以及冷库、冰库等作业人群。

3. 在高温环境下工作，身体除了出汗还会有哪些变化

人体在高温环境下劳作时，高温刺激会引发人体大量出汗，通过出汗及汗液的蒸发来散发机体代谢所产生的热，以维持体温的相对恒定。在高温环境下出汗的多少，因气温及劳动强度不同而异，通常为 1 500 毫升／小时，最高可达 4 200 毫升／小时。大量出汗引起机体的变化有：

（1）水及无机盐的丢失增加。

（2）水溶性维生素的丢失增加。在高温环境下汗液和尿液排出的水溶性维生素较多，其中以维生素 C 流失最多，其次是 B 族维生素。

（3）蛋白质分解代谢增强。汗液中含有大量的氮，其中主要是氨基酸，水分丢失会加速组织蛋白的分解。

（4）消化液分泌减少，消化功能下降。

（5）能量代谢增强。大量出汗、心率加快都会引起机体能量消耗增加。

4. 在低温环境下工作，体内营养成分会发生哪些变化

人体在低温环境下，身体内的三大营养素消耗增加，以提供热量来维持人体温度。此时，机体的变化主要有：

（1）食物在胃内消化更充分，有食欲增加的感觉。

（2）碳水化合物、脂肪和蛋白质利用增加。作为能量主要来源，碳水化合物供能一般会大于总能量的 50%。

（3）肾脏排尿作用增强，钙、钠等微量元素消耗增加。

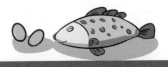

（二）营 养 需 求

1. 在高温环境下工作的人群对营养物质的需求有什么特点

在高温环境下作业的人群,其膳食营养重点是增加水和矿物质的摄入,同时也应适量增加蛋白质、碳水化合物和维生素的摄入量。

(1) 保持体内水平衡为原则来补充出汗丢失水量。参照其劳动强度及具体工作环境建议补水量范围来补充水分,如中等劳动强度、中等气温条件时,1 天补水量需 3 000~5 000 毫升。高等强度劳动及气温或辐射热特别高时,每天补水量应在 5 000 毫升以上。补水以少量多次为原则,以免影响食欲。补充饮料或水的温度在 10 摄氏度左右为宜。

(2) 矿物质补充以食盐为主,1 天出汗小于 3 000 毫升者,1 天补盐量为15 克左右;1 天出汗超过 5 000 毫升者,补盐量在 20~25 克。钾盐及其他矿物质补充,以食用富含矿物质的各种蔬菜、水果、豆类为宜。

(3) 水溶性维生素供给量分别为维生素 C 150~200 毫克,维生素 B_1 2.5~3 毫克,维生素 B_2 2.5~3.5 毫克。

(4) 碳水化合物和蛋白质摄入量适当增加。高温作业人群每天摄入的总热量要增加 15% 左右,高温下中等体力劳动者每天总热量需要 3 300~3 500千卡,重体力劳动者每天 4 000~4 500 千卡。在每天的膳食中应该有一定比例优质蛋白质,优质蛋白占总蛋白质比例不低于 50%。

2. 在低温环境中工作的人群对营养物质的需求有什么特点

在低温环境下机体对各种营养素的要求与常温下也有所不同:

(1) 一般能量需求会增加 5%~25%。碳水化合物和脂肪利用率均增高,但以碳水化合物为主,持续寒冷刺激后脂肪代谢会增强。我国推荐膳食供能营养素比例分别为碳水化合物 45%~50%,脂肪 35%~40%,蛋白质 13%~15%。

(2) 在低温环境下人体对维生素需求增加,与温带地区比较,增加 30%~35%。同时,与能量代谢有关的维生素 B_1、维生素 B_2 及维生素 PP 需求量也增加,建议每天维生素 B_1 供给 2~3 毫克,维生素 B_2 2.5~3.5 毫克,维生素 PP 15~25 毫克。

(3) 寒冷地区因条件限制,蔬菜及水果供给量常不足,这类地区低温作业人群维生素 C 应额外补充,每天补充量为 70~120 毫克。维生素 A 每天供给量应为 1 500 微克。在寒冷地区生活,户外活动减少,日照短而使体内维生素 D 合成不足,每天应补充 10 微克维生素 D。

3. 在高温环境下工作的人群饮食应该如何安排

在高温环境下人体的能量及营养素的供给量要适当增加,但人体的消化功能及食欲却会下降,由此形成的矛盾需通过精心安排的一日三餐来合理解决。

(1) 合理搭配、精心烹调。保证优质蛋白质的供应,比如瘦肉、鱼、蛋、牛奶、黄豆及豆制品等都是优质蛋白质的良好来源。适量脂肪可增加菜肴香味、刺激食欲,但不宜过多。食物中可准备一些凉的粥、汤等,既可补充盐和水又能促进食欲。

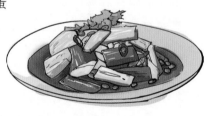

还可通过芳香味的调味品如葱、姜、蒜等来增进和刺激食欲。

(2) 补充充足水分。因含盐饮料常不受欢迎,故水和盐的补充以汤为好,菜汤、肉汤、鱼汤可交替选择,在餐前饮少量汤可增加食欲。对大量出汗者,还是应该在两餐之间补充一定量含盐饮料,补充量取决于汗液排出量的多少。

(3) 提供营养适宜饮食。高温作业者的饮食不仅要提供一定量的氯化钠,而且应富含钾、钙、镁等矿物质,应多吃绿叶蔬菜和豆类食物。供给维生素 B_1、维生素 B_2、维生素 C 和维生素 A 丰富的食物,可多吃水果和动物性食物。

4. 在低温环境下工作的人群饮食应该如何安排

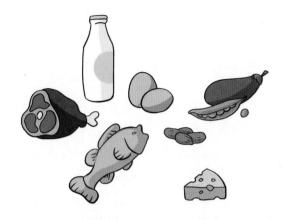

　　低温环境下工作的人群需供给充足的能量,一般推荐摄入量比在常温下工作的人群要高 10%~15%,以增加脂肪摄入来满足机体能量的需要,提高耐寒力。

　　(1) 提供优质的蛋白质。注意增加肉类、蛋类、鱼类以及豆制品的摄入。

　　(2) 选择富含 B 族维生素和维生素 A 的食物。应注意肉类、蛋类、鱼类、豆类及其制品的供应。同时还可选择含高蛋白、高脂肪的食品,如坚果类核桃仁、花生仁等食物。

　　(3) 注意补充钙、钾、锌和镁等矿物质,增加新鲜果蔬和奶制品的摄入。

　　(4) 控制食盐的摄入,一般建议每人摄入量为 15~20 克 / 天。

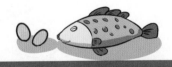

（三）常见的营养相关问题

1. 在高温环境工作的人群该如何合理补充水和盐

　　在劳动前,喝足水,在工作过程中第 1 小时可以不饮或少饮水,在第 2、3、4 小时是少量多次饮用水,每次饮水应解除口渴感,不足的水量应在休息或进食时补足。水温在 10℃左右为佳,推荐少量多次饮用,每次 200~300 毫升。补盐主要是在进食时补充,工作过程中也可随饮水少量补充,如饮用含盐量为 0.15%~0.2% 的含盐饮料供水不足时不应额外补盐。

2. 多吃蔬菜水果对于高温工作者有什么好处

在高温环境下工作的人员因出汗会丢失大量微量元素和水溶性维生素,而蔬菜水果里多富含微量元素和水溶性维生素,因此在高温工作环境下的职业人群应每天多吃蔬菜水果,蔬菜摄入量不少于 500 克,水果不少于 400 克,宜选择富含钾、维生素 C 和 B 族维生素的品种。富含钾的果蔬有白菜、紫菜、菠菜、黄花菜、桂圆、枣(干)、香蕉、椰子等;富含维生素 C 的果蔬有刺梨、枣、番石榴、猕猴桃、苦瓜、草莓、荔枝、橙子、菠菜、香菜、白菜、菜薹等;富含 B 族维生素的果蔬有紫菜、枣、橙子、菠萝蜜、蘑菇等。

3. 高温工作者要多吃高蛋白质的食物吗

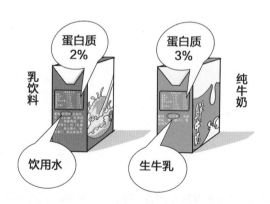

高温作业后,需要补水和补盐是人们早已熟知的常识,但是蛋白质的补充却往往容易被人忽视。因为在高温作业环境下身体代谢功能加强,体内组织蛋白分解也将加速。原因如下:

(1) 因失水体温升高引起蛋白质分解代谢增加。

(2) 因出汗引起氮(蛋白质的主要成分)的丢失,每 100 毫升汗液含氮 20~70 毫克,因此,大量出汗会有一定量的氮随汗丢失。

所以,高温作业后应适当增加蛋白质的供给量,但不要摄入过多,以免增加肾脏负担。其中动物性及豆类等优质蛋白质应占到蛋白质总量的 50% 左右,可以适量多吃鱼虾、蛋、奶、大豆和瘦肉等优质蛋白质食物,建议每天奶类摄入不低于 300 克,每天摄入相当于 50 克大豆的豆制品。

4. 如何改善在高温作业后的食欲下降

　　人体在高温影响下,常会出现食欲下降的现象。这时可以从饮食的色、香、味着手,经常变换菜色品种,适当运用凉拌菜,酸味或辛辣调味品,同时可将三个主要餐次安排在休息起床后、上班前或下班后 1~2 小时,以减少高温作业对职业人群食欲的影响。

5. 高温工作者如何做到午餐吃好又吃饱

　　高温作业期间的用餐应合理搭配,首先以满足工作期间能量需要为主,其次宜减少油脂的摄入,食物适当调味,并脱离高温环境用餐,以促进食欲和消化吸收。一般中餐能量的供应应达到当天总能量的 30%。

6. 能用浓缩果汁或果脯代替新鲜水果吗

　　果汁中保留有水果中相当一部分营养成分,例如维生素、矿物质、糖分和膳食纤维中的果胶等。但是大部分果汁之所以"好喝",是因为加入了糖、甜味剂、酸味料、香料等成分调味后的结果。因此,果汁不能完全代替水果。具体原因如下:

　　(1) 果汁里基本不含水果中的纤维素。

　　(2) 捣碎和压榨的过程使水果中的某些易氧化的维生素被破坏掉了。

　　(3) 加热的灭菌方法也会使水果的营养成分受损。

　　(4) 一杯纯果汁基本上要 3 个左右的水果,糖分、热量都会成倍增加,长期饮用会增加肥胖等风险。

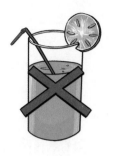

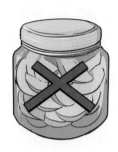

果脯是将新鲜的水果糖渍而成,维生素损失较多,含糖量较高。所以同样不能代替新鲜水果来食用。

7. 高温作业后需要重点补充什么微量元素

需要补钾。因为高温作业时随汗液丢失的不仅有钠盐,钾也丢失较多,每天从汗液中丢失的钾可达100毫摩尔/升以上,如果作业人员不能适当补钾,机体对热的耐受能力就会下降,而缺钾情况下人们更容易中暑。因此,高温作业者应适当补充钾元素,而富含钾的食物有白菜、紫菜、菠菜、黄豆、绿豆、黑木耳、黄花菜、桂圆、枣干、椰子、香蕉等。

8. 营养物质是否补充的越多越好

高温作业后补充营养要适量,过量则会对机体造成损害。如果水补充过量,则会出现"水中毒",而补水过急又会增加汗液排出量和排泄量,增加机体负担。蛋白质补充过量会增加肾脏负担。脂肪摄入量过高会导致肥胖。碳水化合物摄入过多,将直接导致热量过剩,长期如此会引发肥胖,还会引起心脏病、高血压、血管硬化症等疾病。维生素摄入过量将导致各种疾病甚至引起维生素中毒,尤其是脂溶性的维生素A、维生素D、维生素E、维生素K等。维生素C及B族维生素等水溶性维生素,虽然它们会随尿液自行排出体外,但如果长期摄入过量,会增加肝、肾负担。钠摄入量过

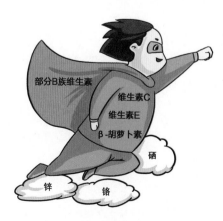

高可能会引起高血压。因此高温作业后补充营养要适量。

9. 人们常说"喝酒可以御寒",对吗

一般来说,喝酒可使呼吸加快、血管扩张、血液循环的速度随之加快、热量消耗增加,让人感到身上热乎乎的。实际上,这是体温调节中枢发生紊乱的前兆,特别是酒喝多时,可引起体温调节功能失调、热量丧失增多,这时胃受酒精的麻醉,消化功能也明显下降,人体产热功能明显减弱,无法为身体御寒。真正能起到御寒作用的有两点:一是要进食有营养的食物,增加热量;二是加强保暖。若是单纯靠饮酒御寒,反倒不耐寒。

10. 低温环境下的工作人群更需要补充维生素 C 吗

在低温环境下,人体对维生素需求量增加,与温带地区比较,需求量会增加 30%~35%。因此,在低温环境下的工作人群更应补充维生素 C,这不仅可满足机体的需要,也可提高机体对低温的耐受能力。富含维生素 C 的食物有刺梨、枣(鲜)、猕猴桃、番石榴、草莓、荔枝、橙子、辣椒、菠菜、香菜、白菜、苦瓜、菜薹等。

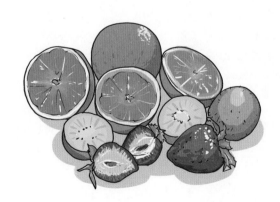

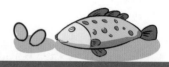

（四）食谱举例

1. 适合中等体力劳动男性高温作业者的食谱

中等体力劳动男性高温作业者一天食谱举例

餐次	食物名称及主要原料重量	营养素
早餐	牛肉包:面粉(标准)50 克,牛肉(肥瘦)25 克 韭菜包:面粉(标准)50 克,韭菜 50g 小米粥:小米 75 克 炒生菜:生菜 100 克 水煮蛋:鸡蛋 50 克 酸奶:150 克 油:菜籽油 10 克	能量:3 469.8 千卡 　早餐 923.1 千卡 　午餐 1 192.9 千卡 　晚餐 937.2 千卡 　加餐 416.6 千卡
午餐	米饭:稻米 200 克 肉末豆腐:豆腐 50 克,猪肉(肥瘦)25 克 胡萝卜烧排骨:猪小排 100 克,胡萝卜 50 克 香煎带鱼:带鱼 50 克 菠菜猪肝汤:菠菜 100 克,猪肝 10 克 油:菜籽油 10 克	蛋白质:130.1 克 脂肪:103.1 克 碳水化合物:506.0 克 维生素 A:视黄醇当量 1 946.7 微克 维生素 B_1:2.2 毫克
晚餐	红豆薏米粥:红豆 25 克,薏米 75 克 花卷:面粉(标准)50 克 花椰菜烧肉:花椰菜 100 克,猪肉(肥瘦)50 克 清炒小白菜:小白菜 100 克 酸奶:150 克 油:菜籽油 10 克	维生素 B_2:2.2 毫克 维生素 C:170.1 毫克 钙:1 052.2 毫克 铁:32.6 毫克 锌:19.3 毫克
加餐	橙子:200 克 蛋糕:100 克	

注:1 千卡 =4.184 千焦。

2. 适合中等体力劳动女性高温作业者的食谱

中等体力劳动女性高温作业者一天食谱举例

餐次	食物名称及主要原料重量	营养素
早餐	牛肉包:牛肉(肥瘦)25 克,面粉(标准)50 克 小米粥:小米 75 克 炒生菜:生菜 100 克 水煮蛋:鸡蛋 50 克 酸奶:150 克 油:菜籽油 10 克	能量:3 190.6 千卡 　早餐 734.4 千卡 　午餐 1 117.8 千卡 　晚餐 921.8 千卡 　加餐 416.6 千卡 蛋白质:119.1 克 脂肪:94.7 克 碳水化合物:465.5 克 维生素 A:视黄醇当量 1 876.8 微克 维生素 B_1:2.2 毫克 维生素 B_2:2.2 毫克 维生素 C:185.4 毫克 钙:1 046.9 毫克 铁:33.8 毫克 锌:18.6 毫克
午餐	二米饭:稻米 100 克,小米 100 克 家常豆腐:豆腐 50 克 胡萝卜烧排骨:猪小排 100 克,胡萝卜 50 克 香煎带鱼:带鱼 50 克,青椒 50 克 菠菜猪肝汤:菠菜 100 克,猪肝 10 克 油:菜籽油 10 克	
晚餐	红豆薏米粥:薏米 75 克,红豆 20 克 花卷:面粉(标准)50 克 花椰菜烧肉:花椰菜 100 克,猪肉(肥瘦)50 克 清炒小白菜:小白菜 100 克 酸奶:150 克 油:菜籽油 10 克	
加餐	蛋糕:100 克 橙子:200 克	

注:1 千卡 =4.184 千焦。

3. 适合单位食堂供给中等体力劳动高温作业者的食谱方案

中等体力劳动高温作业者一周食谱举例（食堂）

星期	早餐	午餐	晚餐	加餐	营养素
星期一	金银卷:面粉(标准)50克,玉米面(黄)50克 小米粥:小米50克 番茄炒鸡蛋:番茄100克,鸡蛋50克 酸奶:150克 盐水花生:花生10克 油:菜籽油10克	燕麦饭:稻米150克,燕麦50克 蒜苗炒香肠:蒜苗100克,香肠50克 清蒸鲈鱼:鲈鱼50克 小白菜豆腐汤:小白菜100克,北豆腐20克 油:菜籽油20克	鲜肉包:面粉(标准)50克,猪肉(肥瘦)50克 小米饭:小米100克 素炒藕片:藕100克 菠菜猪肝汤:菠菜100克,猪肝10克 油:菜籽油10克	橙子:150克 酸奶:150克 蛋糕:50克	能量:3 453.4千卡 早餐854.5千卡 午餐1 202.9千卡 晚餐1 083.2千卡 加餐312.8千卡 蛋白质:116.2克 脂肪:109.0克 碳水化合物:492.1克 维生素A:视黄醇当量1 563.7微克 维生素B$_1$:2.6毫克 维生素B$_2$:2.2毫克 维生素C:164.1毫克 钙:870.9毫克 铁:35.9毫克 锌:18.7毫克

续表

	早餐	午餐	晚餐	加餐	营养素
星期二	牛肉包:面粉(标准)50克,牛肉(肥瘦)25克;芹菜包:面粉(标准)50克,芹菜50克;小米粥:小米75克;核桃仁:25克;牛奶:200克;油:菜籽油10克	二米饭:稻米100克,小米100克;豆角烧火腿:豆角100克,火腿50克;地三鲜:土豆50克,茄子50克,青椒50克,茄子50克,青椒50克;紫菜虾皮蛋汤:紫菜5克,虾皮5克;油:菜籽油20克	二米饭:稻米100克,小米100克;黄焖鸡鸡块:鸡块30克;麻婆豆腐:北豆腐50克,猪肉(肥瘦)50克;炒芥菜:芥菜150克;丝瓜鸡蛋汤:丝瓜75克,鸡蛋25克;油:菜籽油10克	橘子:150克;面包:50克;牛奶:200克	能量:3 454.2千卡;早餐911.5千卡;午餐1 124.8千卡;晚餐1 094.9千卡;加餐323.0千卡;蛋白质:110.8克;脂肪:108.3克;碳水化合物:498.1克;维生素A:视黄醇当量773.4微克;维生素B_1:2.5毫克;维生素B_2:1.9毫克;维生素C:176.1毫克;钙:904.7毫克;铁:33.3毫克;锌:17.2毫克

续表

星期	早餐	午餐	晚餐	加餐	营养素
星期三	小米粥:小米 50 克 玉米馒头:玉米面(黄)50 克 鲜肉包:面粉(标准)100 克,猪肉(肥瘦)50 克 黄瓜炒鸡蛋:鸡蛋 50 克,黄瓜 100 克,菜籽油 10 克	米饭:稻米 100 克 红糖馒头:红糖 15 克,玉米面 100 克 青椒肉丝:青椒 100 克,猪肉(瘦)50 克 肉末茄子:茄子 50 克,猪肉(肥瘦)50 克 番茄鸡蛋汤:番茄 50 克,鸡蛋 10 克,菜籽油 10 克	二米饭:稻米 75 克,小米 75 克 凉拌西蓝花:西蓝花 100 克 菜心炒肉:菜心 100 克,猪肉(肥瘦)50 克,菜籽油 15 克	牛奶:200 克 梨:200 克 蛋糕:50 克	能量:3 466.8 千卡 早餐 1 057.3 千卡 午餐 1 166.5 千卡 晚餐 889.3 千卡 加餐 353.7 千卡 蛋白质:111.4 克 脂肪:113.8 克 碳水化合物:494.6 克 维生素 A:视黄醇当量 1 544.2 微克 维生素 B_1:2.5 毫克 维生素 B_2:1.6 毫克 维生素 C:154.8 毫克 钙:621.7 毫克 铁:29.4 毫克 锌:17.2 毫克

续表

	早餐	午餐	晚餐	加餐	营养素
星期四	红豆稀饭:红豆5克,稻米70克 香菇青菜包:面粉(标准)100克,小白菜50克,香菇50克 凉拌海带:海带50克 咸鸭蛋:50克 盐水花生:花生25克 酸奶:100克 油:菜籽油10克	米饭:稻米200克 红烧鲈鱼:鲈鱼50克 青椒炒肉:青椒50克 胡萝卜炒肉:胡萝卜50克,猪肉(肥瘦)100克 紫菜虾皮汤:紫菜2克,虾皮20克 油:菜籽油15克	豆沙包:豆沙50克,面粉(标准)100克 番茄炖肉:番茄100克,猪肉(肥瘦)50克 炒苋菜:苋菜150克 油:菜籽油10克	酸奶:150克 西柚:150克 面包:50克	能量:3414.6千卡 早餐1042.2千卡 午餐1279.9千卡 晚餐792.3千卡 加餐300.2千卡 蛋白质:119.9克 脂肪:104.9克 碳水化合物:499.0克 维生素A:视黄醇当量1525.0微克 维生素B_1:2.0毫克 维生素B_2:1.9毫克 维生素C:162.3毫克 钙:1248.8毫克 铁:29.7毫克 锌:14.1毫克

续表

星期	早餐	午餐	晚餐	加餐	营养素
星期五	馒头：面粉（标准）100克，青椒炒鸡蛋：鸡蛋50克、青椒100克，小米粥：小米75克，核桃仁：20克，酸奶：150克，油：菜籽油10克	杂粮饭：稻米150克、荞麦75克，小黄鱼炖豆腐：小黄鱼50克、北豆腐50克，花椰菜烧肉：花椰菜100克、猪肉（肥瘦）50克，油：菜籽油15克	二米饭：大米75克、小米75克，苦瓜炒肉：苦瓜100克、猪肉（瘦）50克，板栗烧鸡：板栗100克、鸡块50克，油：菜籽油15克	梨：100克，小桃酥：50克，酸奶：150克	能量：3 458.5千卡，早餐944.2千卡，午餐1 182.0千卡，晚餐947.7千卡，加餐384.6千卡，蛋白质：113.8克，脂肪：103.5克，碳水化合物：518.5克，维生素A：视黄醇当量356.7微克，维生素B_1：2.2毫克，维生素B_2：2.0毫克，维生素C：174.7毫克，钙：717.9毫克，铁：30.5毫克，锌：17.7毫克

注：1千卡=4.184千焦。

4. 适合男性中等体力劳动低温作业者的食谱

中等体力劳动男性低温作业者一天食谱举例

餐次	食物名称及主要原料重量	营养素
早餐	火腿面:面粉(标准粉)125克,大白菜100克,火腿75克 咸鸭蛋:50克 油:菜籽油15克	能量:3 131.4千卡 　早餐 900.8千卡 　午餐 977.0千卡 　晚餐 898.3千卡 　加餐 355.3千卡
午餐	红豆饭:稻米125克,红豆25克 粉蒸排骨:土豆50克,猪小排75克 青椒炒鸭胗:青椒50克,鸭胗50克 酸奶:150克 油:菜籽油15克	蛋白质:117.6克 脂肪:130.6克 碳水化合物:373.2克
晚餐	二米饭:稻米50克,小米50克 菠菜炒猪肝:菠菜75克,猪肝50克 回锅肉:香干25克,猪肉(肥瘦)75克 苹果:100克 油:菜籽油10克	维生素 A:视黄醇当量 3 065.9微克 维生素 B_1:2.0毫克 维生素 B_2:3.1毫克 维生素 C:109.6毫克 钙:726.4毫克
加餐	香蕉:150克 酸奶:150克 核桃仁:40克	铁:35.3毫克 锌:18.7毫克

注:1千卡=4.184千焦。

5. 适合女性中等体力劳动低温作业者的食谱

中等体力劳动女性低温作业者一天食谱举例

餐次	食物名称及主要原料重量	营养素
早餐	鸡蛋饼:面粉(标准)100克,鸡蛋50克 牛奶:150克 小白菜炒肉:小白菜100克,猪肉(肥瘦)25克 菜籽油10克	能量:2 718.3千卡 早餐726.2千卡 午餐924.1千卡 晚餐786.9千卡 加餐281.1千卡
午餐	杂粮饭:稻米50克,小米50克,红薯25克 蒜泥菠菜:菠菜100克,蒜泥10克 芹菜炒肉:芹菜100克,猪肉(肥瘦)75克 红烧鱼块:草鱼75克 油:菜籽油15克	蛋白质:99.6克 脂肪:112.5克 碳水化合物:333.2克 维生素A:视黄醇当量1 172.9微克 维生素B₁:2.5毫克
晚餐	二米饭:稻米75克,小米75克 蒸红薯:红薯50克 青椒炒牛肉:青椒50克,牛肉(肥瘦)50克 胡萝卜炒木耳:胡萝卜50克,木耳50克 油:菜籽油15克	维生素B₂:2.8毫克 维生素C:120.8毫克 钙:601.3毫克 铁:32.8毫克 锌:14.7毫克
加餐	桃子:100克 花生:20克 腰果:25克	

注:1千卡=4.184千焦。

6. 适合单位食堂供给中等体力劳动低温作业者的食谱方案

中等体力劳动低温作业者一周食谱举例

星期	早餐	午餐	晚餐	加餐	营养素
星期一	小白菜面:面粉(标准)75克,小白菜100克 咸鸭蛋:50克 杏仁:50克 酸奶:150克 油:菜籽油10克	燕麦饭:稻米100克,燕麦50克 胡萝卜烧鸭:鸭50克,胡萝卜50克,花生40克 莴笋炒猪肝:莴笋50克,猪肝50克 番茄鸡蛋汤:番茄50克,鸡蛋50克 油:菜籽油15克	米饭:稻米150克 茄子炒肉:茄子100克,猪肉(肥瘦)50克 青椒炒山药丝:青椒50克,山药100克 油:菜籽油10克	火龙果:100克 肉包:面粉(标准)50克,猪肉(肥瘦)50克,菜籽油5克	能量:3 264.9千卡 早餐813.1千卡 午餐1 105.7千卡 晚餐879.1千卡 加餐467.0千卡 蛋白质:117.5克 脂肪:142.4克 碳水化合物:388.2克 维生素A:视黄醇当量3 344.4微克 维生素B_1:1.9毫克 维生素B_2:3.1毫克 维生素C:106.7毫克 钙:600.4毫克 铁:33.5毫克 锌:17.4毫克

续表

星期二	早餐	午餐	晚餐	加餐	营养素
	烧饼:面粉(标准)50克,白芝麻25克。甘薯叶炒肉:甘薯叶100克,猪肉(肥瘦)50克。牛奶:150克。稀饭:稻米50克。油:菜籽油10克	二米饭:稻米75克,小米75克。辣炒鸡块:鸡块50克,核桃仁30克。豆角烧肉:豆角75克,猪肉(肥瘦)75克。炒波菜:波菜100克。油:菜籽油15克	二米饭:稻米50克,小米50克。豆米炒玉米:青豆50克,玉米100克。卤牛肉:牛肉(瘦肉)50克。紫菜蛋花汤:紫菜2克,鸡蛋25克。牛奶:150克。油:菜籽油10克	梨:150克。肉饼:玉米面(黄)50克,猪肉(肥瘦)25克,菜籽油5克	能量:3 240.6千卡 早餐891.2千卡 午餐1 124.9千卡 晚餐858.1千卡 加餐366.4千卡 蛋白质:120.1克 脂肪:140.3克 碳水化合物:367.1克 维生素A:视黄醇当量1 525.8微克 维生素B$_1$:2.6毫克 维生素B$_2$:2.8毫克 维生素C:119.1毫克 钙:1 000.7毫克 铁:36.6毫克 锌:19.4毫克

续表

	早餐	午餐	晚餐	加餐	营养素
星期三	驴肉火烧:面粉(标准)100克,驴肉(卤)25克,青椒50克；咸豆腐脑:豆腐脑50克,花生40克,芹菜叶50克；油:菜籽油5克,麻油5克	土豆饭:稻米150克,土豆50克；鹌鹑蛋烧肉:鹌鹑蛋50克,猪肉(肥瘦)75克；清炒小白菜:小白菜100克；胡萝卜鲈鱼汤:鲈鱼50克,胡萝卜50克；油:菜籽油15克	花卷:面粉(标准)50克,小葱10克；乱炖:粉条100克,大白菜50克,香菇50克,猪肉(肥瘦)50克,北豆腐50克；凉拌海带丝:海带丝100克,干辣椒(红,尖)5克；油:菜籽油5克,麻油5克	香蕉:100克；牛奶:250克	能量:3 208.6千卡；早餐945.5千卡；午餐1 109.8千卡；晚餐925.3千卡；加餐228.0千卡；蛋白质:113.7克；脂肪:134.8克；碳水化合物:380.7克；维生素A:视黄醇当量1 180.2微克；维生素B_1:2.3毫克；维生素B_2:1.9毫克；维生素C:103.6毫克；钙:2 427.5毫克；铁:37.8毫克；锌:15.6毫克

续表

早餐	午餐	晚餐	加餐	营养素
馒头：面粉（标准）100克，参汤圆子：猪肉（肥瘦）75克，芋50克，小白菜100克，酸奶：150克油：菜籽油10克	黑米饭：稻米100克，黑米50克，炖菜羹：莼菜50克，火腿50克，鸡胸肉50克，玉米淀粉25克，腰果炒西芹：腰果25克，西芹75克，炒麦白：麦白100克，菜籽油，麻油5克，菜籽油15克	玉米饼：玉米100克，红豆汤：红豆30克，鱼香肉丝：猪肉（肥瘦）75克，木耳（泡发）50克，竹笋50克，番茄炒蛋：番茄50克，鸡蛋50克，油：菜籽油10克	酸奶：150克，苹果：150克	能量：3 124.9千卡，早餐：868.3千卡，午餐1 153.9千卡，晚餐905.8千卡，加餐196.9千卡，蛋白质：106.5克，脂肪：134.5克，碳水化合物：378.4克，维生素A：视黄醇当量523.9微克，维生素B_1：2.2毫克，维生素B_2：2.0毫克，维生素C：49.0毫克，钙：650.9毫克，铁：26.0毫克，锌：15.5毫克
星期四				

续表

	早餐	午餐	晚餐	加餐	营养素
星期五	蛋奶馒头:面粉(标准)50克,鸡蛋50克,牛奶150克 小米粥:小米100克 虎皮青椒:青椒100克 核桃仁:40克 油:菜籽油10克	杂粮饭:稻米125克,荞麦25克 鱼头豆腐汤:草鱼50克,北豆腐100克 西蓝花炒肉片:西蓝花100克,猪肉(肥瘦)50克 油:菜籽油15克	杂粮粥:稻米100克,荞麦25克 蘑菇炖鸡:蘑菇100克,鸡块75克 苔尖炒猪肉:苔尖100克,猪肉(肥瘦)50克 油:菜籽油10克	梨:150克 肉包:面粉(标准)50克,猪肉(肥瘦)50克,菜籽油5克	能量:3 205.6千卡 早餐884.4千卡 午餐1 020.3千卡 晚餐834.8千卡 加餐466.1千卡 蛋白质:116.6克 脂肪:133.3克 碳水化合物:385.4克 维生素A:视黄醇当量2 263.6微克 维生素B_1:2.9毫克 维生素B_2:3.7毫克 维生素C:113.1毫克 钙:714.8毫克 铁:28.5毫克 锌:16.7毫克

注:1千卡=4.184千焦。

四、工作环境中接触化学毒物的职业人群

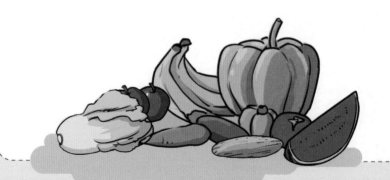

在工作环境中接触到化学毒物的职业人群如何通过补充饮食营养来保持身体健康,如何有针对性地安排饮食是此类职业人群极为关心的问题。因此,编者通过查阅国家膳食指南以及国内外相关文献,从职业特点、各类营养素的需求出发,对接触化学毒物的职业人群的标准食谱以及一些常见营养相关问题给予解答。

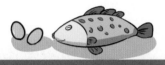

（一）职 业 特 点

1. 工作环境中的化学毒物有哪些

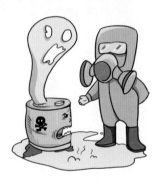

　　在工作环境中,我们接触的化学毒物主要有重金属类(铅、汞、镉等),卤烃类(四氯化碳、三氯甲烷、氯化氢等),芳香类(苯、苯胺、硝基苯等),有机磷及有机氯等杀虫剂等。

2. 中毒后,人真的会"七窍流血"吗

　　不会。大多数化学毒物进入机体后,会在肝脏进行代谢,其中绝大多数化学毒物在代谢减毒后经尿排出体外,部分化学毒物可直接与还原型谷胱甘肽结合而解毒,因此不会出现"七窍流血"的夸张现象。但许多化学毒物进入人体后,在体内产生自由基并加快脂质过氧化,加快细胞衰老的进程,直接影响人的身体健康。

3. 食物中有能抵抗化学毒物伤害的营养成分吗

　　食物中能帮助清除自由基的营养成分有:维生素 C、维生素 E、巯基化合物(如半胱氨酸、谷胱甘肽)、金属巯蛋白、硒、辅酶 Q、超氧化物歧化酶、β 胡萝卜素等。

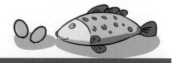

（二）营养需求

1. 营养物质与化学毒物在身体内能"和平相处"吗

化学毒物进入人体后，某些营养素能捕捉和清除体内因化学毒物产生的自由基，防止脂质过氧化或还原已形成的过氧化物，从而发挥解毒作用。反之，某些化学毒物亦影响一些营养素的吸收，甚至促进某些营养素的分解，危害人体健康。

2. 每天都吃含蛋白质的食物，就能抵抗化学毒物的伤害吗

保障每天膳食中有足够且高质量的蛋白质在一定程度上可以提高机体对化学毒物的解毒能力。当食物中缺乏蛋白质或当摄入蛋白质的质量较差时，会降低化学毒物在体内转化的速度，使大多数化学毒物的毒性增加。蛋白质中的含硫氨基酸能给机体提供—SH（巯基），而—SH 能与某些金属毒物结合或拮抗其对含—SH 酶的毒化作用，并为体内重要解毒剂的合成提供原料。

3. 脂肪能加快化学毒物在体内的代谢吗

恰恰相反，膳食中脂肪能增加脂溶性化学毒物在肠道的吸收，并在体内蓄积，损害机体健康。例如脂肪能增加脂溶性有机氯农药在体内蓄积的量，增加苯及氟的毒性。食物中缺少亚油酸或胆碱等促脂解物质，会降低生物酶对化学毒物代谢活动，从而影响毒物的代谢。

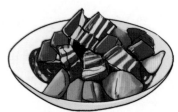

4. 碳水化合物对在工作环境中接触化学毒物的职业人群有何作用

碳水化合物为化学毒物在体内进行解毒反应时提供大量能量。糖类的生物氧化能快速地提供能量，并供给结合反应所需的葡萄糖醛酸。增加膳食中碳水化合物的供给量，可以提高机体对苯、卤代烃类和磷等毒物的抵抗力。高碳水化合物膳食对三氯甲烷和四氯化碳中毒有保护作用。饥饿则能加剧四氯化碳、三氯甲烷的毒性，并引起肝糖原减少，对肝脏解毒功能有不良影响。

5. 维生素 A 是否摄入越多越好

不是。维生素 A 缺乏会改变内质网的结构。目前已发现有化学毒物能影响维生素 A 的代谢，降低其在动物和人体中的含量，甚至造成维生素 A 缺乏。因此，化学毒物接触者应摄入较多的维生素 A，但应避免长期过多地摄入而引起维生素 A 中毒，损害机体健康。

6. 维生素对于接触化学毒物的职业人群有何作用

维生素 B_1 是体内糖代谢所必需的维生素，能快速地提供组织所必需的能量。缺乏维生素 B_1 时，胃肠道蠕动和消化液的分泌减少，从而引起食欲下降和消化不良。维生素 B_1、维生素 B_2 和维生素 E 合用于治疗中枢神经系统损害和神经炎，可促进脑细胞和神经组织代谢及其功能的恢复。维生素 B_{12} 与叶酸是红细胞生长至成熟所必需的原料。对接触到影响血液系统毒物的职业人群，应增加维生素 B_{12} 与叶酸的摄入。维生素 B_2 可促进奶油黄的解毒，降低其致癌风险。维生素 C 对大部分化学毒物均有解毒作用，还可以提高肝微粒体 MFO 多功能氧化酶（multi-function oxidase）的活性，促进氧化或羟化反应，是许多有机毒物解毒的重要途径。

7. 铁有一定的解毒能力

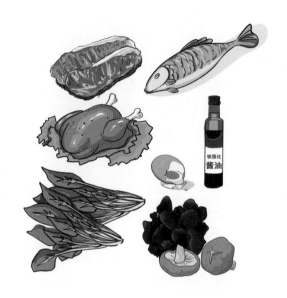

铁与机体能量代谢和防毒能力有直接或间接关系,铁在人体内主要与蛋白质结合成含铁蛋白,某些化学毒物能干扰铁的吸收和利用,直接或间接地引起缺铁性贫血。补充铁对氟、锰、铅、锌等化学毒物有一定的防治作用,但人体内铁过多时会破坏内质网上的脂质,使 MFO 功能受到影响,因此补充铁时一定要注意剂量。

8. 锌和硒对于接触到化学毒物的职业人群有什么保护作用

锌是机体内多种金属酶的组成成分或激活因子,能提高机体免疫功能,对金属毒物有直接或间接的拮抗作用,保护机体不受或少受自由基的攻击。硒以硒半胱氨酸的形式存在于 GSH-Px(谷胱甘肽过氧化物酶)分子中。硒的主要功能是抗氧化,保护细胞生物膜的结构。硒也是抗氧化剂辅酶 Q 的组成成分之一。实验表明,缺硒使肝微粒体酶活性下降,影响毒物的转化。硒在元素周期表中与硫同族,化学性质相似,能与某些金属毒物如汞、铜、铅等形成难溶的硒化物,减轻这些毒物的毒性。

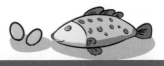

（三）常见的营养相关问题

1. 工作环境中接触化学毒物的职业人群在膳食营养方面应该注意什么

（1）补充富含含硫氨基酸的优质蛋白。蛋白质供给量占总能量的14%~15%，其中动物蛋白宜占总蛋白的50%。

（2）补充B族维生素。如维生素B_1、维生素B_{12}及叶酸，维生素B_1的食物来源主要包括豆类、谷类、瘦肉；叶酸来源于绿叶蔬菜；维生素B_{12}的食物来源主要为动物肝脏及发酵制品。临床上维生素B_1、维生素B_{12}、维生素B_6通常作为神经系统的营养物质，常用于铅中毒人群。

（3）供给充足的维生素C。维生素C的摄入量应为150~200毫克/天。

2. 工作环境中有可能接触到铅的行业有哪些？他们如何进行营养保健

长期从事冶炼、采矿、油漆、印刷、陶瓷和燃料等行业的人员都可能接触到铅，他们的营养保健可从以下几个方面着手：

（1）补充维生素C：对预防铅中毒有较好效果。维生素C与铅结合形成溶解度较低的抗坏血酸铅盐可减少铅在体内的吸收。可每天额外补充维生素C 125~150毫克。

（2）脂肪：脂肪可促进铅在小肠中的吸收，故铅作业人员的保健餐中脂肪含量不宜过多。

（3）蛋白质：保证个体每天摄入足量且高质量的蛋白质，蛋白质中的蛋氨酸、胱氨酸可减轻中毒症状。

（4）果胶：可使肠道中铅沉淀，降低铅的吸收，所以可多吃含丰富果胶的水果和蔬菜，如土豆、胡萝卜、萝卜、豌豆、甜菜、苹果、橘子、柚子等。

（5）维生素 A、维生素 B_2、维生素 B_{11}、维生素 B_{12}：在预防铅中毒方面均有一定作用。

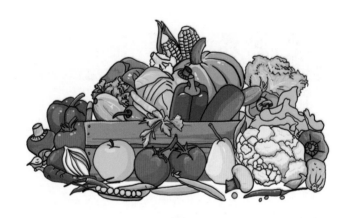

3. 哪些职业人群是长期与"苯"有亲密接触的呢？他们如何进行营养保健

苯的生产及含苯化工原料、含苯有机溶剂的生产（如炼焦、石油裂化、油漆、染料、合成橡胶、农药、印刷以及合成洗涤剂等）等行业的人员都可能接触到苯，这类人员在进行营养保健时，建议保证蛋白质和维生素的摄入，控制脂肪摄入量。

（1）蛋白质和脂肪：当蛋白质摄入不足时，高脂肪可增强机体对苯的易感性。苯为脂溶性，所以膳食中脂肪过多可促进苯的吸收，因此要保证机体每天摄入足量蛋白质并同时控制脂肪摄入量。

（2）维生素：维生素 C 有缩短出血时间和凝血时间的作用，因此，每天可额外补充维生素 C 120 毫克。维生素 K 在氧化还原过程中有显著促进作用。维生素 B_6、维生素 B_{12}、叶酸有使白细胞回升的作用，应增加每天摄入量，减少苯对职业人群的身体损伤。

4. 工作环境中有可能接触镉的行业有哪些？他们如何进行营养保健

从事电镀、金属开采与冶炼及镉合金应用等行业的人员都可能接触到镉，这类人员可通过调整饮食来减少镉在肠道内的吸收。可以通过补充充足的钙和维生素 D 来减少镉在肠道的吸收。钙的最佳食物来源是奶及奶制品。维生素 D 的主要食物来源是海水鱼(如沙丁鱼)、肝、蛋黄等动物性食品及鱼肝油制剂。

5. 工作环境中有可能接触汞的行业有哪些？他们的营养与膳食如何调整

从事汞矿开采及冶炼、化工企业汞排放以及仪表等行业的人员都可能接触到汞,这类人员的营养与膳食建议是增加含硫氨基酸蛋白质的摄入,如鸡蛋清等。适当限制脂肪的摄入。维生素 E 的摄入量 ≥ 15 毫克 / 天。适当增加硒的摄入量,以帮助减轻神经症状和生长抑制作用,对肾起到防护作用,摄入量建议为 100~200 微克 / 天。适量增加富含果胶的蔬菜、水果和干果,如土豆、胡萝卜、萝卜、豌豆、甜菜、苹果、橘子、柚子等。

6. 每天喝一杯果汁能否满足接触化学毒物的职业人群的一日所需

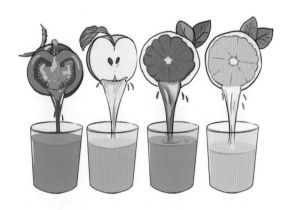

对于在工作环境中接触化学毒物的职业人群来说仅靠一杯果汁来补充维生素 C 是远远不够的,每天应供给 150~200 毫克的维生素 C。除每天供给 500 克蔬菜外,至少还应补充维生素 C 100 毫克。维生素 C 的主要食物来源是新鲜蔬菜和水果,如辣椒、西红柿、卷心菜、菜花和芥菜等蔬菜;樱桃、石榴、柑橘、柠檬、柚子和草莓等水果。

7. 哪些食物富含维生素 A

"明目亮眸"是维生素 A 最广为人知的作用,在工作环境中接触化学毒物的职业人群可增加维生素 A 的摄入量。维生素 A 最好的食物来源是各种动物肝脏、鱼肝油、鱼卵、全奶、奶油、禽蛋等,同时应避免维生素 A 摄入过量引起中毒的情况。

8. 吃什么食物能补充 B 族维生素

富含维生素 B_1 的食物主要有谷类、豆类及干果类,动物内脏、瘦肉和禽蛋等;维生素 B_{12} 主要来源为动物食品,例如肉类、动物内脏、鱼、禽、蛋类;叶酸的主要食物来源包括肝脏、肾脏、蛋、梨、蚕豆、芹菜、莴苣、柑橘、香蕉和其他坚果类;富含维生素 B_6 的食物主要有白色肉类(如鸡肉和鱼肉)、肝脏、豆类、坚果类和蛋黄等,水果和蔬菜中维生素 B_6 含量也较多,例如香蕉、卷心菜、菠菜等。

9. 接触化学毒物的职业人群如何预防缺铁性贫血

工作环境接触化学毒物的职业人群应适量增加铁的摄入量。铁的主要食物来源为动物性食物,如动物血、动物内脏、瘦肉、大豆、黑木耳和芝麻酱等。

10. 接触化学毒物的职业人群该如何提高自身免疫力

适量补锌可提高此类职业人群机体的自身免疫力,富含锌的食物包括:贝壳类海产品(如牡蛎、蛏干、扇贝)、红肉及其内脏等,蛋类、豆类、谷类胚芽、燕麦和花生等也富含锌。

11. 硒能帮助在工作环境中接触化学毒物的职业人群吗

硒以谷胱甘肽过氧化物酶的形式发挥抗氧化作用,从而保护细胞膜,硒能与某些金属毒物如汞、镉、铅等形成难溶的硒化物,减轻这些毒物的毒性,工作环境中接触化学毒物的职业人群应适量增加硒的摄入量,富含硒的食物包括海产品和动物内脏,例如鱼子酱、海参、牡蛎、蛤蜊和猪肾等。

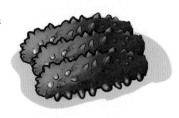

12. 工作环境接触化学毒物的职业人群也需要补水吗

工作环境中接触化学毒物的职业人群可适当增加饮水量,以促进化学毒物的排出,人体补水的最佳方式是饮用白开水,成人每天至少应补充1 500~1 700毫升的水,饮水方式应少量多次。此外,喝汤和多吃蔬菜水果也是补充水分的方式之一。

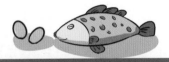

（四）食 谱 举 例

1. 适合工作环境中接触铅的男性作业者的食谱

男性铅作业者一天食谱举例

餐次	食物名称及主要原料重量	营养素
早餐	玉米馅饼:玉米面125克,香菇10克,鸡蛋50克 黑米粥:黑米50克 橘子:200克 油:菜籽油10克	能量:2 809.5千卡 　早餐809.3千卡 　午餐1 020.7千卡 　晚餐840.1千卡 　加餐139.4千卡
午餐	米饭:稻米200克 板栗烧鸡:板栗75克,鸡块25克	蛋白质:115.3克 脂肪:56.0克

续表

餐次	食物名称及主要原料重量	营养素
午餐	白萝卜炖牛肉:白萝卜100克,牛肉(肥瘦)50克 菠菜炒河虾:菠菜100克,河虾25克 油:菜籽油10克	碳水化合物:525.2克 维生素A:视黄醇当量1 116.5微克
晚餐	红糖稀饭:稻米50克,红糖15克 玉米馒头:玉米面100克 红烧鲈鱼:青椒75克,鲈鱼75克 千张炒白菜:小白菜100克,千张50克 油:菜籽油10克	维生素B_1:1.9毫克 维生素B_2:1.2毫克 维生素C:173.4毫克 钙:813.2毫克 铁:24.0毫克 锌:15.5毫克
加餐	香蕉奶昔:香蕉200克,酸奶100克	

注:1千卡=4.184千焦。

2. 适合工作环境中接触铅的女性作业者的食谱

女性铅作业者一天食谱举例

餐次	食物名称及主要原料重量	营养素
早餐	银耳粥:稻米50克,银耳20克,枸杞2克 面包:100克 西芹炒鸡蛋:西芹100克,鸡蛋50克 橙子:200克 油:菜籽油5克	能量:2 670.6千卡 　早餐709.6千卡 　午餐961.8千卡 　晚餐777.3千卡 　加餐221.9千卡 蛋白质:96.0克 脂肪:61.8克 碳水化合物:447.9克
午餐	米饭:稻米175克 土豆烧鸡:土豆100克,鸡块50克 白萝卜肉丝:白萝卜100克,猪肉(瘦肉)50克 菠菜虾仁汤:菠菜100克,虾仁10克 油:菜籽油15克	

续表

餐次	食物名称及主要原料重量	营养素
晚餐	米饭:稻米 150 克 酱鸭:50 克 凉拌紫甘蓝:紫甘蓝 100 克 水煮鱼:鲈鱼 75 克,绿豆芽 75 克 油:菜籽油 10 克	维生素 A:视黄醇当量 854.9 微克 维生素 B_1:1.4 毫克 维生素 B_2:1.6 毫克 维生素 C:181.6 毫克
加餐	牛奶:150 克 酸奶:100 克 苹果:150 克	钙:943.8 毫克 铁:34.8 毫克 锌:23.6 毫克

注:1 千卡 =4.184 千焦。

3. 适合单位食堂供给工作环境中接触铅的作业者的食谱

铅作业者一周食谱举例

星期	早餐	午餐	晚餐	加餐	营养素
一	金银卷:面粉(标准)75克,玉米面(黄)75克 稀饭:稻米50克 凉拌番茄:番茄100克 水煮西蓝花:西蓝花100克 油:菜籽油10克	米饭:稻米200克 宫保鸡丁:鸡胸肉75克,胡萝卜10克,秋黄瓜20克 韭菜炒蛋:韭菜100克,鸡蛋50克 苹果:150克 油:菜籽油50克	米饭:稻米150克 红烧带鱼:带鱼100克 清炒小白菜:小白菜100克 麻婆豆腐:豆腐100克 油:菜籽油10克	豆浆:200克 橙子:200克	能量:2 814.2千卡 早餐 823.7千卡 午餐 1 123.8千卡 晚餐 765.1千卡 加餐 101.6千卡 蛋白质:105.7克 脂肪:57.2克 碳水化合物:474.2克 维生素A:视黄醇当量1 801.6微克 维生素 B_1:1.3毫克 维生素 B_2:1.2毫克 维生素C:161.4毫克 钙:824.0毫克 铁:24.2毫克 锌:14.2毫克

续表

	早餐	午餐	晚餐	加餐	营养素
星期二	肉包:面粉(标准)100克,猪肉(瘦)40克 稀饭:稻米75克 素炒笋瓜:笋瓜100克 葡萄:200克 油:菜籽油10克	米饭:稻米200克 海米豆腐:海米25克,北豆腐75克 青椒炒牛肉:青椒100克,牛肉(肥瘦)50克 油焖茄子:茄子100克 油:菜籽油15克	米饭:稻米150克 清炒豆角:豆角100克 木耳炒鸡蛋:鸡蛋50克,木耳25克 紫菜虾皮汤:紫菜2克,虾皮10克 油:菜籽油15克	牛奶:150克 橘子:250克	能量:2 820.1千卡 早餐831.3千卡 午餐1 017.2千卡 晚餐795.3千卡 加餐176.3千卡 蛋白质:107.0克 脂肪:57.4克 碳水化合物:481.9克 维生素A:视黄醇当量564.6微克 维生素B_1:1.5毫克 维生素B_2:1.2毫克 维生素C:172.8毫克 钙:882.1毫克 铁:49.8毫克 锌:17.2毫克

续表

早餐	午餐	晚餐	加餐	营养素
燕麦粥:燕麦 75 克 花卷:面粉(标准)100 克 炒茼蒿:茼蒿 100 克 苹果:200 克 油:菜籽油 10 克	米饭:稻米 150 克 蒜薹炒肉:蒜薹100 克,猪肉(瘦)50 克 凉拌山药:山药 100 克 清炒胡萝卜:胡萝卜 100 克 油:菜籽油 15 克	黑米饭:稻米 50 克,黑米100 克 炒苋菜:苋菜 100 克 麻辣羊腿:羊前腿 100 克 虾皮炒包菜:虾皮 20 克,包菜 100 克 油:菜籽油 15 克	牛奶:150 克 葡萄:200 克	能量:2 873.4 千卡 早餐 839.9 千卡 午餐 1 105.5 千卡 晚餐 773.0 千卡 加餐 155.0 千卡 蛋白质:103.7 克 脂肪:58.5 克 碳水化合物:480.4 克 维生素 A:视黄醇当量 1 303.5 微克 维生素 B_1:1.7 毫克 维生素 B_2:1.4 毫克 维生素 C:147.1 毫克 钙:862.0 毫克 铁:31.4 毫克 锌:17.5 毫克

星期三

续表

	早餐	午餐	晚餐	加餐	营养素
星期四	南瓜饼:南瓜75克,糯米75克 小白菜瘦肉粥:稻米75克,小白菜50克,猪肉(瘦)50克 鸡蛋:50克 油:菜籽油5克	米饭:稻米200克 土豆烧鸡:土豆75克,鸡25克 番茄炖牛腩:番茄75克,牛腩25克 炒甘薯叶:甘薯叶100克 油:菜籽油10克	米饭:稻米150克 油麦菜:油麦菜100克 干子炒肉:小香干50克,猪肉(瘦肉)50克 洋葱炒鸡蛋:洋葱50克,鸡蛋50克 油:菜籽油10克	煮玉米:玉米100克 牛奶:200克 梨:250克	能量:2 820.7千卡 早餐718.3千卡 午餐1 005.6千卡 晚餐847.0千卡 加餐249.8千卡 蛋白质:103.8克 脂肪:61.4克 碳水化合物:459.6克 维生素A:视黄醇当量1 687.3微克 维生素B_1:1.4毫克 维生素B_2:1.6毫克 维生素C:144.4毫克 钙:1 169.1毫克 铁:37.0毫克 锌:18.2毫克

续表

	早餐	午餐	晚餐	加餐	营养素
星期五	金银卷:面粉(标准)50克,玉米面(黄)50克；青椒鸡蛋面:面粉(标准)75克,鸡蛋粉(标准)50克,鸡蛋青椒50克；橘子200克；油:菜籽油10克	米饭:稻米200克；豆腐烧肉:豆腐100克,猪肉(瘦)50克；清炒苦瓜:苦瓜100克；山药鸡汤:山药100克,鸡块50克；油:菜籽油10克	米饭:米175克；干烧小黄鱼:小黄鱼100克；清炒油麦菜:油麦菜100克；清炒西蓝花:西蓝花100克；油:菜籽油15克	桃子酸奶:酸奶200克,桃子200克	能量:2926.9千卡；早餐845.0千卡；午餐1039.4千卡；晚餐815.9千卡；加餐226.6千卡；蛋白质:108.2克；脂肪:58.9克；碳水化合物:493.3克；维生素A:视黄醇当量1568.7微克；维生素B_1:1.9毫克；维生素B_2:1.4毫克；维生素C:176.8毫克；钙:780.2毫克；铁:22.3毫克；锌:14.9毫克

注:1千卡=4.184千焦。

五、工作环境中接触电离辐射的职业人群

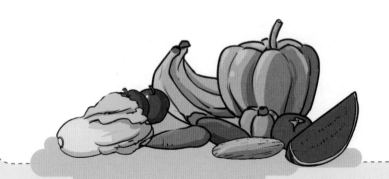

随着科学技术的发展,电离辐射已广泛应用于医学、农业、食品、天文、地理、考古和探矿等多个行业。人们在工作中接触到电离辐射的机会也越来越多,除了严格、认真遵守防护原则外,合理膳食也能有助于该类人群增强自身抗辐射的能力。接下来本章节将就接触电离辐射的职业人群的饮食及相关问题进行详细介绍。

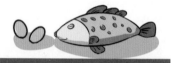

（一）职 业 特 点

1. "电离辐射"具体指的是什么

　　电离辐射是指能引起物质电离的辐射,也被人们称为放射。电离辐射包括宇宙射线、X 射线和来自放射性物质的辐射。随着科学技术的蓬勃发展,电离辐射获得了愈来愈广泛的使用,已经渗透到人类生活的各个领域。

2. 在哪些工作环境的人群会经常接触到"电离辐射"

　　(1) 石油和天然气开采业。

　　(2) 有色金属矿采选业。

　　(3) 造纸及纸制品业。

　　(4) 无机酸制造业、有机化工原料制造业、塑料制品业。

　　(5) 合成橡胶制造业、合成纤维单(聚合)体制造业。

　　(6) 日用化学产品制造业。

　　(7) 辐射医学、辐射农业。

　　(8) 稀有金属冶炼业、金属制品业。

　　(9) 射线探伤业。

　　(10) 辐照加工业、辐射应用业、非密封型放射源应用业。

　　(11) 国防工业、医药工业、机械工业、核燃料工业、化学纤维工业。

（12）放射性废物贮存和处置业。

（13）交通运输设备制造业、电子及通讯设备制造业、仪器仪表及其他计量器具制造业。

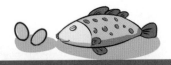

（二）营养需求

长期接受电离辐射的人群需要从哪些方面增强营养

（1）能量：长期受到小剂量照射的放射工作人员应从食物中摄取足够的能量，以防能量不足造成抗辐射能力降低。

（2）蛋白质：高蛋白膳食可以提高机体的抗辐射能力，特别是补充豆类、蛋类、奶类、畜禽肉类等优质蛋白，帮助机体消除体内辐射。

（3）脂类：放射工作人员应增加必需脂肪酸和油酸的摄入。做菜时，多使用葵花子油、大豆油、玉米油、茶籽油或橄榄油。但由于辐射可引起血脂升高，应控制脂肪占总能量的百分比在 20%~30% 内。

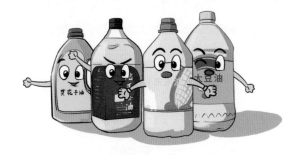

（4）碳水化合物类：果糖和葡萄糖具有较好的抗辐射效果，放射工作人员要多吃水果以保证足量的果糖和葡萄糖的摄入，可选择香蕉、苹果、雪梨等含糖量高的水果。

（5）维生素：接受辐照前后，应该补充大量的维生素 C、维生素 E 和 β- 胡萝卜素,以及维生素K、维生素B_1、维生素B_2等,以提高机体抗辐射能力。放射工作人员可选择多吃青菜、花菜、胡萝卜、黄瓜、番茄、芒果、木瓜、鲜枣等蔬果。

(6)矿物质:放射工作人员需补充适量的矿物质,如锌、铁、硒、钙、镁、钠等。可选择猪肝、香菇、豆类、卷心菜、葡萄等食物。

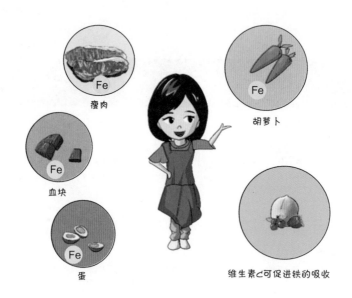

瘦肉

胡萝卜

血块

蛋

维生素C可促进铁的吸收

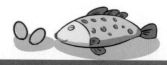

(三)常见的营养相关问题

1. 为什么经常接触电离辐射的人群需要补充维生素

个体接触到辐射后,体内可产生大量的活性氧自由基。而维生素是清除体内多余氧自由基的重要抗氧化剂之一,对保持体内自由基代谢平衡起着重要作用。而绝大多数的维生素在人体内无法自行合成,且只有少量在体内存储,所以必须通过食物不断补充。与抗辐射有关的维生素有维生素A、维生素E、维生素C、B族维生素等。

（1）富含维生素 A 的食物：动物性食物中肝脏和鱼肝油、奶制品、蛋黄；植物性食物如胡萝卜、青椒、菠菜、南瓜、西蓝花、芒果、柿子等。

（2）富含维生素 E 的食物：有各种油料种子和植物油。植物油中豆油的维生素 E 含量最高，其次为玉米油、棉籽油、花生油、椰子油。谷类、豆类、坚果类、鱼肝油、绿叶菜、肉、奶、蛋中也有一定含量的维生素 E。

（3）富含维生素 C 的食物：新鲜蔬菜和水果，尤其是深色蔬菜如青椒、菠菜等，其中韭菜的维生素 C 含量较高。水果中猕猴桃、枣子、柑橘、草莓、山楂也同样含量丰富。

（4）富含 B 族维生素的食物：谷类是维生素 B_1 的主要来源，在粮食的外壳和胚乳中含量最丰富。含维生素 B_6 较高的食物有豆类、畜禽和鱼类。维生素 B_{12} 在动物肝脏中含量丰富，在鱼、禽、蛋、肉中也有一定含量。叶酸在肝脏中含量最高，在鸡蛋、牛肉、黄豆、花生、核桃等食物中次之。

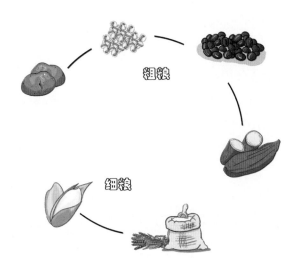

2. 常吃哪些食物能提高机体的抗辐射能力

（1）海藻类食物：如海带、紫菜、海木耳、裙带菜等。大量研究表明，海带、紫菜具有明显的抗辐射作用。

（2）菌类食物：如蘑菇、木耳、银耳、香菇、金针菇等。这些菌类食物中所含的真菌多糖均具有明显的抗辐射作用。

（3）螺旋藻：它是一种营养价值较高的蓝藻类低等生物。研究表明，其具有良好的抗辐射作用。除此之外，螺旋藻含有丰富的蛋白质、多种维生素和微量元素，可增强个体的免疫力。同时，能够提高机体内的抗氧化酶活性且提高机体抗辐射能力。

（4）枸杞：枸杞属于一种药食两用植物，可促进机体免疫功能的恢复。在烹调肉类制品时，可适当加入，或采用沸水冲泡。

3. 多喝茶能防辐射，是真的吗

是的，适当饮茶有助于抵抗辐射的负面影响。茶叶中富含茶多酚类化合物、维生素 C 以及脂多糖，对机体抗辐射有一定的作用。所以，适量饮茶有助于防辐射。

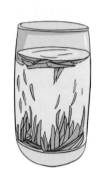

4. 喝水也有助于防辐射，是真的吗

水作为介质参与体内代谢废物和一些有害物质的排出。每天饮用充足的水，不但是维系生命的需要，也降低机体接触到放射性辐射的可能性。由于口渴的感觉滞后于个体的水平衡状态，当你感到口渴的时候，你的身体早已处于脱水状态，所以每个人要养成主动饮水、定时饮水、定量饮水、科学饮水的习惯。每天喝 7~8 杯水（1 500~1 700 毫升）。

5. 经常接触电离辐射的人群可以通过哪些途径提高机体的抗辐射能力

除了要认真贯彻防护原则外，还应注重饮食与运动。对于放射工作人员，营养均衡，适当运动，是身体健康的前提，也是机体抗辐射的"本钱"。充足的优质蛋白质、适量的碳水化合物、维生素和矿物质的供应是身体健康的基础。吃的食物品种尽可能多，才能保障充足且合理的营养，提高机体抗辐射能力。另外，养成良好的生活习惯也是预防辐射的一个重要方面。如放射工作人员勤洗手能防止食入带放射性的食物，减少内照射的发生。这些道理都非常简单，做起来也不难。只要坚持去做，放射工作人员就能提高自身的抗辐射能力。

6. 加强体育锻炼能提高个体抗辐射能力吗

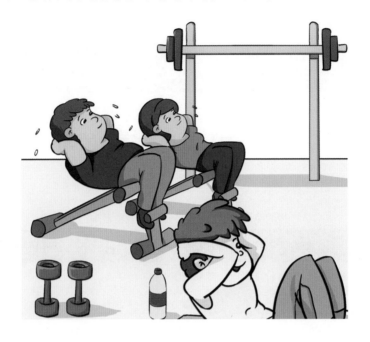

我们都知道运动的重要性,但不少人在忙完一天的工作后,自觉没什么时间运动了,就放弃了运动。其实换个思路,把运动融入日常生活的细小环节中,运动就更触手可及了!比如,主动减少每周开车上下班的次数,多乘坐公共交通工具,如公交车或地铁,这样在去车站的路上无形中就增加了步行的时间,或者选择提前一站下车,采用步行或共享单车等形式到达目的地。工作时,能站不坐,少乘电梯多爬楼等。在家时尽量减少静坐看电视、手机和其他屏幕时间。在这里,给大家提供3套运动方案:

方案一:周一~周五,每天快走至少40分钟(可利用每天上下班时间,往返各走20分钟;亦可利用早上或晚上一次持续快走40分钟),周六打羽毛球或网球30分钟。

方案二:周一、周四快走40分钟,周二、周五跳广场舞30~40分钟;周末打乒乓球60分钟。

方案三:快走30分钟和慢跑15分钟,隔天交替进行,周末骑自行车40分钟。

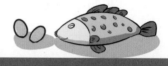

（四）食谱举例

1. 适合工作环境中接触电离辐射的男性作业者的食谱

接触电离辐射的男性作业者一天食谱举例

餐次	食物名称及主要原料重量	营养素
早餐	挂面:挂面(标准粉)100克,鸡蛋50克,猪肉(瘦肉)50克,小白菜100克 凉拌海带丝:海带50克 酸奶:200克 油:葵花子油5克	能量:2 670.9千卡 　早餐719.9千卡 　午餐855.4千卡 　晚餐808.9千卡 　加餐286.7千卡 蛋白质:109.6克 脂肪:64.4克 碳水化合物:422.8克 维生素A:视黄醇当量754.1微克 维生素B$_1$:2.0毫克 维生素B$_2$:1.6毫克 维生素C:166.4毫克 钙:856.7毫克 铁:26.5毫克 锌:17.1毫克
午餐	黑米饭:黑米50克,稻米100克 白萝卜炒肉:白萝卜50克,猪肉(瘦)50克 小鸡炖蘑菇:蘑菇75克,鸡块50克 清炒油菜:油菜150克 油:葵花子油15克	
晚餐	小米粥:小米50克 南瓜饼:面粉(标准)50克,南瓜50克,糯米50克 豆腐炖鲢鱼:豆腐80克,鲢鱼50克 肉末茄子:茄子120克,猪肉(瘦)20克 凉拌番茄:番茄75克,蜂蜜10克 油:葵花子油10克	
加餐	猕猴桃:100克 梨:200克 玉米饼:玉米面50克	

注:1千卡=4.184千焦。

2. 适合工作环境中接触电离辐射的女性作业者的食谱

接触电离辐射的女性作业者一天食谱举例

餐次	食物名称及主要原料重量	营养素
早餐	肉包:面粉(标准粉)50 克,猪肉(瘦)25 克 小米粥:小米 50 克 水煮蛋:鸡蛋 50 克 炒空心菜:空心菜 100 克 橙子:100 克 酸奶:150 克 油:豆油 10 克	能量:2 485.2 千卡 　早餐 582.6 千卡 　午餐 803.5 千卡 　晚餐 722.6 千卡 　加餐 376.5 千卡
午餐	玉米饭:稻米 125 克,玉米糁(黄)25 克 木耳烧鱼块:木耳(泡发)50 克,鲈鱼 75 克 青椒炒干子:青椒 100 克,香干 50 克 白萝卜虾皮汤:白萝卜 80 克,虾皮 20 克 油:豆油 10 克	蛋白质:109.4 克 脂肪:60.7 克 碳水化合物:375.5 克 维生素 A:视黄醇当量 728.5 微克 维生素 B_1:1.7 毫克
晚餐	馒头:面粉(标准粉)100 克 绿豆汤:绿豆 60 克 芹菜炒肉丝:芹菜 50 克,猪肉(瘦肉)50 克 清炒小白菜:小白菜 100 克 油:豆油 10 克	维生素 B_2:1.7 毫克 维生素 C:176.9 毫克 钙:1 163.7 毫克 铁:29.2 毫克 锌:13.4 毫克
加餐	蜜枣(无核):50 克 酸奶:300 克	

注:1 千卡 =4.184 千焦。

3. 适合单位食堂供给工作环境中接触电离辐射的作业者的食谱

食堂供给接触电离辐射的作业者一周食谱举例

星期	早餐	午餐	晚餐	加餐	营养素
星期一	牛肉包：面粉(标准)50克，牛肉(肥瘦)25克 薏米粥：薏米75克 番茄炒鸡蛋：番茄100克，鸡蛋50克 炒花椰菜：花椰菜100克 酸奶：150克 油：葵花子油5克	黑米饭：稻米150克，黑米50克 宫保鸡丁：鸡胸肉50克，秋黄瓜75克，花生25克 红烧带鱼：带鱼75克 清炒茼蒿：茼蒿100克 油：葵花子油10克	米饭：稻米100克 馒头：面粉(标准)50克 莲藕肉片：藕100克，猪肉(瘦)50克 白菜豆腐汤：小白菜100克，北豆腐50克 油：葵花子油10克	酸奶：150克 苹果：350克	能量：2 864.5千卡 早餐733.1千卡 午餐1 070.4千卡 晚餐814.6千卡 加餐246.4千卡 蛋白质：117.5克 脂肪：70.9克 碳水化合物：431.2克 维生素A：视黄醇当量765.9微克 维生素 B_1：2.0毫克 维生素 B_2：1.6毫克 维生素C：158.7毫克 钙：991.5毫克 铁：24.4毫克 锌：16.6毫克

续表

星期	早餐	午餐	晚餐	加餐	营养素
星期二	烤饼:面粉(标准)100克，紫薯稀饭:稻米25克，紫薯50克，黄瓜炒肉:秋黄瓜100克，猪肉(瘦)125克，燕鸡蛋:鸡蛋50克，油:葵花子油10克	米饭:稻米175克，虾仁豆腐:虾仁40克，北豆腐80克，丝瓜炒牛肉:丝瓜100克，牛肉(肥瘦)40克，冬瓜汤:冬瓜150克，油:葵花子油10克	杂粮饭:稻米100克，小米50克，黄焖鸡块:鸡块40克，炒豆角:豆角100克，紫菜肉片汤:紫菜2克，猪肉(瘦)25克，油:葵花子油10克	牛奶:高钙高铁奶粉100克，西柚:200克	能量:2793.3千卡，早餐693.8千卡，午餐884.5千卡，晚餐729.8千卡，加餐485.2千卡，蛋白质:106.9克，脂肪:68.6克，碳水化合物:438.1克，维生素A:视黄醇当量906.1微克，维生素B_1:2.4毫克，维生素B_2:2.0毫克，维生素C:141.9毫克，钙:1365.9毫克，铁:28.6毫克，锌:18.9毫克

续表

	早餐	午餐	晚餐	加餐	营养素
星期三	燕麦牛奶:燕麦50克,牛奶150克 花卷:面粉(标准)100克 凉拌茼蒿:茼蒿150克 牛奶:150克 油:麻油10克	绿豆米饭:绿豆25克,稻米150克 土豆丝炒肉:土豆75克,猪肉(瘦)50克 甜椒洋葱炒肉:甜椒40克,洋葱60克,猪肉(瘦)25克 小白菜圆子汤:小白菜50克,猪肉(瘦)25克 油:葵花子油15克	二米饭:小米75克,稻米75克 苋菜炒虾皮:苋菜100克,虾皮5克 清蒸鲈鱼:鲈鱼80克 炒包菜:包菜100克 油:葵花子油10克	牛奶:150克 葡萄:200克	能量:2 648.1千卡 早餐734.1千卡 午餐1 044.3千卡 晚餐714.7千卡 加餐155.0千卡 蛋白质:106.4克 脂肪:64.3克 碳水化合物:403.2克 维生素A:视黄醇当量762.1微克 维生素B$_1$:1.9毫克 维生素B$_2$:1.4毫克 维生素C:220.5毫克 钙:926.8毫克 铁:31.1毫克 锌:15.5毫克

续表

早餐	午餐	晚餐	加餐	营养素
香菇菜包:面粉(标准)80克,小白菜50克,香菇10克 荞麦片泡豆浆:荞麦片(无糖)50克,豆浆150克 汽水肉:鸡蛋50克,猪肉(瘦)50克 油:葵花子油10克	杂豆米饭:花豆(红)25克,黄豆25克,稻米150克 彩椒炒牛肉:彩椒50克,牛肉(瘦)50克 粉蒸排骨:南瓜100克,猪小排50克 番茄蛋汤:番茄75克,鸡蛋25克 油:葵花子油10克	米饭:稻米150克 辣子鸡:辣椒20克,鸡肉50克 两亩地:毛豆50克,玉米50克 香菇油麦菜:香菇10克,油麦菜150克 油:葵花子油10克	酸奶:150克 香蕉:300克	能量:2 759.0千卡 早餐700.6千卡 午餐1 016.5千卡 晚餐772.8千卡 加餐269.1千卡 蛋白质:113.7克 脂肪:69.2克 碳水化合物:421.6克 维生素A:视黄醇当量883.4微克 维生素B_1:1.7毫克 维生素B_2:1.6毫克 维生素C:101.3毫克 钙:783.9毫克 铁:24.2毫克 锌:17.4毫克

星期四

续表

	早餐	午餐	晚餐	加餐	营养素
星期五	鸡蛋饼:面粉(标准)75克,鸡蛋50克 小米粥:小米50克 青椒肉片:青椒100克,猪肉(肥瘦)25克 牛奶:150克 油:葵花子油10克	米饭:稻米150克 馒头:面粉(标准)75克 干烧小黄鱼:小黄鱼80克 苦瓜炒腊肠:苦瓜50克,大腊肠50克 山药鸡汤:山药100克,鸡块50克 油:葵花子油10克	牛肉拉面:面粉(标准)175克,牛肉(肥瘦)25克 麻婆豆腐:豆腐80克 炒花椰菜:花椰菜100克 油:葵花子油10克	甜瓜:200克 甘薯:10克	能量:2 880.0千卡 早餐753.4千卡 午餐1 168.6千卡 晚餐825.6千卡 加餐132.4千卡 蛋白质:120.0克 脂肪:73.5克 碳水化合物:431.8克 维生素A:视黄醇当量351.3微克 维生素B$_1$:2.2毫克 维生素B$_2$:0.7毫克 维生素C:177.3毫克 钙:607.4毫克 铁:17.3毫克 锌:10.4毫克

注:1千卡=4.184千焦。

六、接触粉尘的职业人群

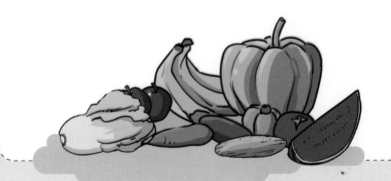

接触粉尘的职业人群是肺尘埃沉着症(尘肺)这种职业病的高危人群,劳动者一旦患上肺尘埃沉着症会严重影响他们的生活质量,降低劳动能力,除了做好粉尘浓度监控、个人防护,阻断粉尘吸入途径外,合理膳食也能有助于接触粉尘的劳动者增强自身抵抗力。接下来本章节将就接触粉尘的职业人群的饮食及相关问题进行详细介绍。

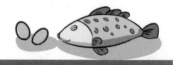

（一）职 业 特 点

l. 哪些工作环境中的人群会接触粉尘

接触粉尘的人群主要从事以下职业:

（1）矿山开采业:矿山在开采过程中使用风动工具凿眼、爆破,特别是干式作业(干打眼)可产生大量的粉尘,接尘人群主要是凿岩工、放炮工、支柱工、运输工等。

（2）机械制造业:机械制造业主要是制造金属铸件,而铸造模具时所使用的原料主要是天然砂,可产生大量的粉尘。机械制造业主要接触粉尘的工作包括配砂、混砂、成型以及铸件的打箱、清砂等。

（3）金属冶炼业:金属冶炼中矿石的粉碎、烧结、选矿等,可产生大量的粉尘。

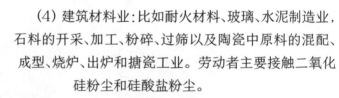

（4）建筑材料业:比如耐火材料、玻璃、水泥制造业,石料的开采、加工、粉碎、过筛以及陶瓷中原料的混配、成型、烧炉、出炉和搪瓷工业。劳动者主要接触二氧化硅粉尘和硅酸盐粉尘。

（5）筑路业:铁道、公路修建中的隧道开凿及铺路,会产生大量粉尘。

（6）水电业:如水利电力行业中的隧道开凿,地下电站建设等。

（7）其他:如石碑、石磨加工、制作等。

2. 在矿山开采环境中,除了粉尘,还存在哪些危险因素会对人体的营养代谢产生影响

矿工的工作环境中除了粉尘,还有如振动、噪声、高温、潮湿等不良因素,会对人体的营养代谢产生影响。

(1) 振动和噪声对营养代谢的影响:振动使人体蛋白质代谢增强,振动频率越高,振幅越大,代谢紊乱程度越严重,经常接触振动和噪声的矿工除血浆清蛋白降低和球蛋白增高外,还会有血钾、血磷降低和血钙升高的现象。

(2) 高温工作环境对营养代谢的影响:在高温条件下,劳动者体温上升,大量出汗,身体基础代谢加快,基础代谢率提高,耗氧量增加,热能消耗增加。同时,身体水分流失,可使唾液、胃液等消化液分泌减少,影响人体的食欲以及对食物的消化与吸收,并更容易产生口渴的感觉。汗液中99%是水分,0.3%是矿物质。在高温环境下,矿工大量出汗会引起水、维生素和矿物质的丢失,严重时可使体内水和电解质代谢紊乱。另外,大量出汗还会造成可溶性含氮物质的丢失,由于水分丢失和体温升高引起体内蛋白质的分解代谢增强,使尿氮排出量增加,因而,身体易出现负氮平衡,也就是排出的含氮物质比摄入的含氮物质多,会引起体内蛋白质过度分解,透支身体。

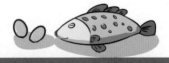

(二)营养需求

1. 接触粉尘的工人需要很高的能量补给吗

是的。因为这类工人一般劳动强度大,作业持续时间长,所接触的职业危害中大多数可使机体代谢增强,故能量供给量要高,一般能量供应量为4 000~4 500千卡／天(16.7~18.8兆焦耳／天)较适宜。

2. 接触粉尘的工人蛋白质摄入量要增加吗

是的。蛋白质是人体的必需营养素之一,是生命的物质基础,没有蛋白质就没有生命。蛋白质维持机体内的渗透压、体液、酸碱、尿氮平衡。出汗多含氮物质易丢失,出现负氮平衡,透支身体健康。此外,膳食中补充蛋白质和个别氨基酸(比如谷氨酸)有提高机体免疫力和抵抗力作用,对人体有保护作用。因此蛋白质每天摄入量应占总能量的 12%~15%,也就是每天需摄入 120~150 克蛋白质。富含蛋白质的动物性食物有:畜肉类、禽肉类、鱼类和蛋类;富含蛋白质的植物性食物有:玉米、小米、大米和大豆。

3. 接触粉尘的工人增加蛋白质补给的同时需要补充脂肪吗

是的。脂肪是由甘油和脂肪酸组成的三酸甘油酯。脂肪的主要功能是在体内储存能量并提供能量。1 克脂肪产生 9 千卡的能量,对于重体力劳动者来说,脂肪是必不可少的。脂肪是生命的物质基础,有维持体温保护内脏,缓解外部压力,减少体内器官之间摩擦的作用。因此,脂肪对工作在振动环境下的劳动者有着重要保护作用。

粉尘作业工人对脂肪的需求比普通人要高,脂肪需占总能量的 20%~25%,也就是每天需摄入 90~125 克脂肪,膳食中的脂肪主要是各种植物油和动物脂肪,比如坚果、豆类、禽畜类等。

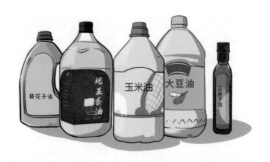

4. 接触粉尘的工人应该如何补充碳水化合物

碳水化合物是自然界存在最多、分布最广的一种重要的有机化合物,是一切生物维持生命活动所需能量的主要来源。其生理功能是提供能量,1 克碳水化合物能提供 4 千卡的能量。

世界卫生组织建议普通人碳水化合物的摄入量占总能量的 55%~65%,而粉尘作业工人的劳动强度大,属于重体力劳动,碳水化合物摄入量占总能量的 60%~70% 较为合理,折合成日摄入量大概为 600~780 克。碳水化合物的主要来源为:谷类、薯类、根茎类蔬菜以及各种糖。

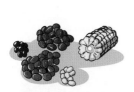

1~3两（50~150克）
全谷物和杂豆

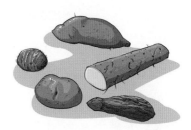

1-2两（50~100克）薯类

5. 接触粉尘的工人应该如何补充水、盐和矿物质

水分的补充以出汗量为准,保持体内水分平衡的原则,建议每天补水量为 2~4 升,补水方式以少量多次为宜,切忌暴饮。在井下的高温环境下,每天因出汗而排出的盐约为 20 克左右,因此在井下的劳动者每天应补充盐 10~20 克。

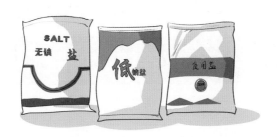

汗水排出的盐中还包括钙、钾、锌等矿物质。钙会参与肌肉的收缩,如果骨骼肌缺钙,就会出现肌肉酸痛、手脚抽筋、腰酸背痛、四肢无力等问题。因此,大量出汗后要及时补充钙,钙的主要食物来源有:蔬菜、谷类、豆类、蛋、虾及奶制品。若长时间缺钾容易中暑,应及时补钾,可以多吃富含钾的肉类、家禽、鱼类和各类水果、蔬菜。缺锌会使食欲减退,减少营养素的摄入量,导致耐暑能力下降,水、电解质代谢失调,应适量增加锌的摄入量,锌主要存在于海产品和动物内脏中,其中海产品中以牡蛎含锌量最高。

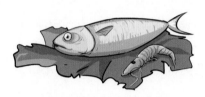

水产品1两左右(40~75克)

6. 接触粉尘的工人维生素应该如何补充

粉尘作业工人劳动强度大、紧张、出汗多,维生素 B_1、维生素 B_2 和维生素 C 排出量增多。对矿工而言,井下劳动日照时间少,光线比较暗,对暗视力要求高,因此维生素 A 和维生素 D 的需要量增加。此外,振动的频率愈高和振幅愈大,维生素代谢紊乱的程度也愈加严重,在膳食中增加维生素的供给和补充,可减少振动和噪声对机体的损害,对维持正常的生理功能,起到一定的防护作用。故建议每天维生素 A 供给量为 1 000~1 500 微克、维生素 D 10 微克(400 单位)、维生素 B_1 3~5 毫克、维生素 B_2 3~5 毫克和维生素 C 150~200 毫克。

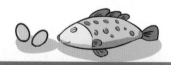

(三)营养相关问题

1. 吃黑木耳真的可以"清肺"吗

坊间流传吃黑木耳可以清肺,证据似乎也很确凿:因为木耳中含有丰富的纤维素和植物胶质,所以具有润肺和清理肠胃的作用。但事实又是如何呢?

粉尘中对人体健康危害最大的主要是直径小于 2.5 微米的细颗粒物(大小仅为一根头发直径 1/28 左右)。因为,人体的鼻毛能阻挡直径在 10 微米以上的颗粒,一旦直径小于10微米,颗粒会被我们直接吸入呼吸道,若小于2.5微米,能进一步到达肺部支气管并沉积在肺中,影响气体交换,诱发呼吸道症状,想要达到"清肺"作用,必须先与它们"亲密"接触。

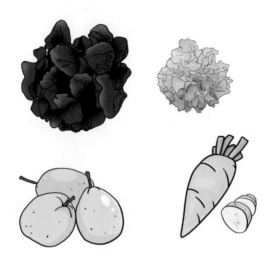

　　但无论是木耳、猪血,还是银耳,无一例外要从消化道进入人体,营养物质被消化后在肠道吸收,根本没有与粉尘颗粒见面的机会,又怎会发挥所谓的"清肺"作用呢? 事实上,"食物清肺"只是一种美好的愿望,不做好防护,不管吃什么食物都没有用。

　　其实,梨、冰糖、银耳、萝卜等这些所谓的"清肺食物",清的是"传统医学上的肺"。而在传统医学里"清肺",一般是指缓解呼吸道有关的症状,比如咳嗽、痰多等。古人开出"清肺食谱"或者"清肺药方"的时候,大概还意识不到粉尘污染这回事,所以"清肺"食物能清理"被粉尘污染的肺"实属无稽之谈。

2. 对于体内有一定量粉尘蓄积的劳动者怎样用膳食营养调养

　　在肺内蓄积的粉尘(包括不断新吸入的)很像一群到处流窜作恶的土匪,当我们自身的安全部队(免疫吞噬细胞)与之战斗后会留下一些战场垃圾(致纤维化因子),这些战场垃圾会导致局部的土地污染,失去活力(肺纤维化,肺功能下降)。局部地区的问题常常引起全身的连锁反应(全身免疫系统紊乱,抗病能力下降,易感冒、易过敏),危害身体健康。因此我们可以在饮食中有意识地多摄入提高免疫力和抗氧化的营养素。

需要注意的是要根据疾病不同的阶段以及不同的症状给予相应的营养强化补充,如在合并感染(往往出现呼吸困难、缺氧、发热)时,针对性地提供抗氧化物的摄入如维生素 A、维生素 E、维生素 C、类胡萝卜素、青花素、原青花素等可以对抗组织缺氧状态,减少炎性物质增多,还可以提高免疫功能。此时由于喘息剧烈,体力消耗较大,膳食中要提高热量如碳水化合物,脂肪以不饱和脂肪为主,蛋白质的补给量。并发哮喘的要增加富含钙与维生素 C 的食物摄入;对合并结核的,要适当增加各种营养素,尤其是要高蛋白饮食,蛋白摄入以优质蛋白为主,量以 1.5~2 克 / 千克体重为宜(作相应检查后无高蛋白禁忌证适用)。

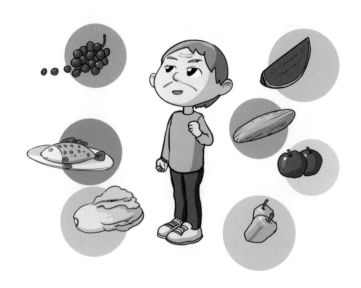

3. 矿工长期在井下工作,缺乏日照,需要补充什么营养素

矿工长期在井下作业不易见到阳光,应安排一定的紫外线照射,同时还可以补充维生素 D,富含维生素 D 的食物是鸡蛋、鱼类和奶类。同时矿工长时间处在坑道内,暗视力能力十分重要,维生素 A 的需求量和消耗量较正常人群多。维生素 A 可调节视网膜感光物质——视紫红质的合成,能提高夜间工作者对昏暗光线的适应力,防止视觉疲劳,提高工作能力。维生素 A 广泛存在于动物肝脏、奶类、蛋类和有色蔬菜中,所以要多吃瘦肉、鱼肉、猪肝、胡萝

卜、芒果、菠萝等富含维生素 A 的食物。

另外,维生素 C 可缓解身体疲劳并增强机体抵抗力,所以在日常膳食中还要注意补充维生素 C,多吃新鲜的瓜果蔬菜。

4. 矿工井下劳动强度较大,吃饭喜欢大鱼大肉,这样做对吗

因为采掘工作面距离井口路程较远,加上井下劳动强度较大,一线员工上井后普遍感到非常疲劳。从科学的角度出发,人们在体力过度消耗后,体内的碳水化合物、脂肪、蛋白质进行了大量分解,释放能量,产生了乳酸、磷酸等代谢物质。这些物质会让人感到肌肉、关节酸痛和精神疲乏,人们要把这些代谢的废物排出体外,这时如果仅仅依靠单纯的吃肉,不但起不到效果,甚至还可能"火上浇油",对解除疲劳反而不利。其实,在疲劳的时候应该多吃一些新鲜蔬菜和水果,补充人体流失的维生素,同时也可以多吃点豆制品和牛奶,它们都含有丰富的蛋白质,而且利于人体吸收,比单纯进食大量的肉类要更健康。

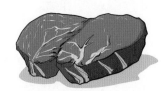

畜禽肉类1两左右（40~75克）

另外,喝热茶也能消除疲劳,茶中含有咖啡因,能增强呼吸的频率和深度,促进肾上腺的分泌而达到抗疲劳的目的。咖啡、巧克力也有类似作用。维生素 B 和维生素 C 有助于加快人体清除体内积存的代谢产物,故食用富含维生素 B 和维生素 C 的食物能消除疲劳。也可喝活性水,活性水中含有大量的氧气,能快速缓解机体的疲劳感。在没有活性水时,喝点纯净水也会有同样效果。

为矿工准备大鱼大肉补身体的初衷很好,但常常缺乏科学的指导,陷入膳食误区,反而与我们良好的愿望适得其反。

5. 矿工"挥汗如雨"是工作常态,随着水分丢失的营养素该如何补充

矿井下工人长期处在高温、高湿环境中,他们在日常饮食中应注意优质蛋白质的摄入,瘦肉、鱼、牛奶、蛋类及豆制品是优质蛋白质的良好来源,同时也应及时补充矿物质。此外,高温作业者维生素 C、维生素 B_2、维生素 A 的需要

量应增加,可多吃些黑米、猪瘦肉、蛋类等。高温作业者因出汗在短时间内丢失大量的水和无机盐。因此,应当及时补充以避免水、电解质代谢紊乱。

6. 矿工长期工作在"震耳欲聋"的环境中,饮食上应该注意什么

噪声和振动使机体蛋白质分解代谢增强,出现负氮平衡,同时氨基酸中的谷氨酸对人体有保护作用,所以应加强蛋白质的补充。另外,在膳食中增加维生素的供给和补充,可减少噪声和振动对机体的损害,对维持正常的生理功能起到一定的防护作用。

7. 矿工长期呆在矿井内可能会接触到很多有害物质,饮食上该如何应对

给铅矿工人补充维生素 C,不仅可防治因铅引起的维生素 C 不足,而且还可促进体内铅的排泄。煤矿和一些金属矿的空气中含有矽尘,应在饮食调配上给予较多的瘦肉和蔬菜等食物,以增加蛋白质、维生素和烟酸供应,从营养上加强对肺尘埃沉着症的预防。对于汞矿作业者,应多给予含果胶丰富的食物,主要是各种蔬菜和水果,其中毛豆、胡萝卜、柿子椒、豌豆、苹果含果胶较多。铀矿井下作业者应多食用牛乳、鸡蛋以及含 B 族维生素和维生素 C 丰富的食物,它们均有较好的防护保健作用。

8. 矿工因频繁夜班常会导致食欲不佳,该如何合理安排饮食

频繁的夜班打破了劳动者们正常的生活规律,而夜班餐往往会成为他们最重要的一餐,那是否意味着要大补呢? 其实不然。因为经过一个班次的工作后,身体是比较疲劳的,如果大量摄入不易消化的食物,不仅会增加肠胃的负担,还会过多地占用身体资源来消化食物,脏器组织就无法得到充分修复,一觉醒来依然会感到很疲乏。所以睡觉前应尽量少摄入高脂肪、高蛋白和不易消化的食物。建议夜班结束后,如果进食,以易消化的面条、馄饨、面包、稀饭、鲜奶、汤菜为主,饮食量不宜过多,尽量不要饮酒。

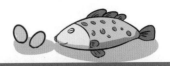

（四）食谱举例

1. 适合工作环境中接触粉尘的职业人群的食谱

接触粉尘的职业人群一天食谱举例

餐次	食物名称及主要原料重量	营养素
早餐	窝窝头：玉米面(黄)200 克,黑芝麻 20 克 炒空心菜：空心菜 100 克 水煮蛋：鸡蛋 50 克 酸奶：150 克 油：菜籽油 15 克	能量：4 248.3 千卡 　早餐 1 114.9 千卡 　午餐 1 503.4 千卡 　晚餐 992.5 千卡 　加餐 637.5 千卡
午餐	米饭：稻米 300 克 胡萝卜烧肉：胡萝卜 50 克,猪肉(肥瘦)50 克 甜椒炒牛肉：甜椒 50 克,牛肉(肥瘦)50 克 酸奶：100 克 油：菜籽油 15 克	蛋白质：150.0 克 脂肪：116.3 克 碳水化合物：652.0 克 维生素 A：视黄醇当量 1 016.4 微克
晚餐	烤饼：面粉(标准)200 克,葵花子 30 克 清炒小白菜：小白菜 100 克 海带排骨汤：海带 50 克,猪小排 50 克 油：菜籽油 10 克	维生素 B_1：3.3 毫克 维生素 B_2：2.1 毫克 维生素 C：158.0 毫克 钙：1 176.2 毫克
加餐	肉包：面粉(标准)100 克,猪肉(瘦)50 克 橙子：150 克 酸奶：150 克 油：菜籽油 5 克	铁：35.4 毫克 锌：21.8 毫克

注：1 千卡 =4.184 千焦。

⒉适合单位食堂供给工作环境中接触粉尘的职业人群的食谱

食堂供给接触粉尘的职业人群一周食谱举例

星期	早餐	午餐	晚餐	加餐	营养素
星期一	米饭:稻米 150 克,黑芝麻 10 克；绿豆沙:绿豆 100 克；凉拌苋菜:苋菜 100 克；卤鸡腿:鸡腿 50 克；水煮花生:花生 40 克；油:菜籽油 10 克	米饭:稻米 300 克,黑芝麻 20 克；韭菜炒鸡蛋:韭菜 50 克,鸡蛋 50 克；炒藕片:藕 50 克；卤鸡肝:鸡肝 50 克；油:菜籽油 15 克	包子:面粉(标准)200 克,猪肉(肥瘦)50 克；小米粥:小米 75 克；蒜蓉西蓝花:西蓝花 50 克；小白菜炒木耳:小白菜 50 克,木耳 50 克；家常豆腐:豆腐 50 克；油:菜籽油 10 克	牛奶馒头:牛奶 150 克,面粉(标准)75 克；橙子:150 克	能量:4 452.5 千卡；早餐 1 270.7 千卡；午餐 1 425.9 千卡；晚餐 1 322.4 千卡；加餐 433.5 千卡；蛋白质:165.3 克；脂肪:111.4 克；碳水化合物:690.8 克；维生素 A:视黄醇当量 6 438.2 微克；维生素 B_1:3.1 毫克；维生素 B_2:2.3 毫克；维生素 C:161.3 毫克；钙:1 071.6 毫克；铁:50.6 毫克；锌:20.2 毫克

续表

	早餐	午餐	晚餐	加餐	营养素
星期二	水饺:面粉(标准)250克,猪肉(肥瘦)50克,芥菜100克咸鸭蛋:50克油:菜籽油5克	米饭:稻米125克,小米125克蒜苗炒腊肉:蒜苗50克,腊肉50克虾皮炒西芹:虾皮25克,西芹75克油:菜籽油15克	小米粥:小米100克牛肉饼:面粉(标准)150克,牛肉(肥瘦)50克,洋葱50克清炒小白菜:小白菜100克油:菜籽油10克	燕麦豆浆:豆浆250克,燕麦50克烤饼:面粉(标准)100克,葵花子30克鲜枣:50克	能量:4 379.9千卡　早餐1 213.5千卡　午餐1 386.9千卡　晚餐1 058.5千卡　加餐721.0千卡蛋白质:165.0克脂肪:117.6克碳水化合物:667.6克维生素A:视黄醇当量559.5微克维生素B₁:3.9毫克维生素B₂:1.9毫克维生素C:200.0毫克钙:968.2毫克铁:29.8毫克锌:16.7毫克

续表

	早餐	午餐	晚餐	加餐	营养素
星期三	酸奶:150克 肉夹馍:面粉(标准)200克,海带50克,青椒50克,猪肉(瘦肉)50克,鸡蛋50克 油:菜籽油10克	米饭:稻米250克 清炒小白菜:小白菜100克 干锅鸡:绿豆芽50克,干张50克,鸡50克,鲍菇50克,杏仁:40克 油:菜籽油15克	杂粮饭:稻米200克,小米75克 凉拌茼蒿:茼蒿100克 清蒸鲈鱼:鲈鱼100克 油:菜籽油15克	酸奶:150克 花卷:面粉(标准)100克 葡萄:300克	能量:4 234.6千卡 早餐1 079.0千卡 午餐1 427.4千卡 晚餐1 155.2千卡 加餐573.0千卡 蛋白质:155.9克 脂肪:98.5克 碳水化合物:682.5克 维生素A:视黄醇当量750.6微克 维生素B$_1$:2.8毫克 维生素B$_2$:2.3毫克 维生素C:144.5毫克 钙:988.2毫克 铁:33.5毫克 锌:20.4毫克

续表

	早餐	午餐	晚餐	加餐	营养素
星期四	荞麦面：荞麦面250克，猪肉（瘦）50克 小白菜100克，猪肉（瘦）50克，枣：75克 油：菜籽油15克	二米饭：稻米150克，小米150克 土豆炖排骨：土豆50克，猪小排50克 清炒油麦菜：油麦菜100克 紫菜蛋汤：紫菜（干）12.5克，鸡蛋50克 油：菜籽油15克	红豆稀饭：红豆25克，稻米25克 猪肉饼：面粉（标准）200克，洋葱50克，猪肉50克 油：菜籽油15克	烤蚕豆：30克 酸奶：300克	能量：4 252.5千卡 　早餐1 215.6千卡 　午餐1 509.9千卡 　晚餐1 199.4千卡 　加餐327.6千卡 蛋白质：156.3克 脂肪：99.6克 碳水化合物：662.7克 维生素A：视黄醇当量755.7微克 维生素B₁：3.4毫克 维生素B₂：2.8毫克 维生素C：203.4毫克 钙：1 057.3毫克 铁：77.6毫克 锌：21.7毫克

续表

早餐	午餐	晚餐	加餐	营养素
叉烧包：面粉(标准)150克，叉烧心100克 白灼菜心：菜心100克 南瓜粥：南瓜50克，稻米50克 油：菜籽油15克	米饭：稻米250克，黑芝麻20克 苦瓜烧肉：苦瓜50克，猪肉(瘦)50克 清炒小白菜：小白菜100克 绿豆老鸭汤：绿豆25克，鸭25克 炒花生米：15克 油：菜籽油15克	米饭：稻米250克 皮蛋豆腐：豆腐50克，皮蛋50克 番茄炖牛腩：番茄50克，牛腩50克 炒花生米：10克 油：菜籽油10克	馒头：面粉(标准)50克 酸奶：300克 梨：200克	能量：4 386.4千卡 　早餐1 233.5千卡 　午餐1 398.6千卡 　晚餐1 289.1千卡 　加餐 465.2千卡 蛋白质：159.3克 脂肪：114.8克 碳水化合物：680.7克 维生素A：视黄醇当量671.3微克 维生素B₁：2.9毫克 维生素B₂：2.1毫克 维生素C：103.2毫克 钙：1 057.4毫克 铁：36.6毫克 锌：22.6毫克

星期五

注：1千卡＝4.184千焦。

七、专业运动员人群

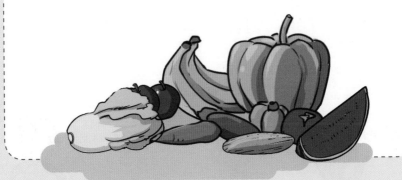

运动竞技能力受训练、遗传、健康状态、心理等多种因素的影响,营养是最重要因素之一。合理营养与科学训练结合,将有利于提高身体的运动竞技能力。相反,营养不当不但降低身体运动竞技能力,还会影响运动后的体能恢复和机体健康水平。因此,本章节将就专业运动人员的饮食及相关问题进行详细介绍,提高专业运动员的营养知识素养,帮助他们在饮食上"吃"得更健康。

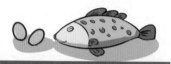

（一）职 业 特 点

l. "短跑""游泳""篮球"属于同一类的运动吗

　　不属于同一类,专业运动员按照不同项目可分为:

　　（1）力量项目:有举重、投掷、短跑、划船、摔跤和武术等项目。这类项目对运动员的力量、速度和神经肌肉协调性有极严要求,并需要在短时间内爆发。同时,运动员的体重一般较大。

　　（2）灵巧项目:有击剑、体操、跳水、跳远、跳高和乒乓球等项目。运动员在训练中神经活动紧张,动作有非周期性和多变的特点,并在协调、速率和技巧性上要求较高,但能量消耗不大。

　　（3）耐力项目:有马拉松、长跑、长距离自行车、长距离游泳和滑雪等项目。在训练方面具有时间长、运动中无间歇、能量消耗较大、运动强度小及出汗量大等特点,是一种以有氧代谢为主的运动。

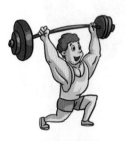
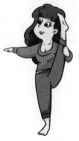
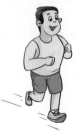
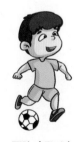

力量（举重）　　　灵巧（体操）　　　耐力（长跑）　　　团队（足球）

（4）团队型项目：有篮球、排球、足球、橄榄球和冰球等项目。此类项目要求运动员具备力量、耐力、灵敏、速度、技巧等多方面的素质，项目的运动强度大，运动持续时间长，团队协作要求较高，能量消耗较大且转换率高。

2. 运动员的运动能力会受什么营养因素的影响

（1）体内能量物质的耗损：运动员在训练和比赛期间，能量消耗大是其显著特点。

（2）脱水：运动员水代谢主要表现为大量出汗。由于运动而引起体内水分和电解质丢失过多的现象称为运动性脱水。如一次高强度大运动量的训练就可丢失汗液 2~7 升。

（3）肌纤维中乳酸堆积：剧烈运动时，体内供氧不足，碳水化合物经一系列反应生成乳酸，而乳酸大量堆积易引起运动疲劳。

（4）电解质丢失：汗液中电解质大量丢失是运动员体内矿物质代谢的主要特点。

（5）体内蛋白质消耗过多，身体免疫功能低下。蛋白质是维持机体免疫防御功能的物质基础，蛋白质的质和量都影响着免疫功能。适中的运动强度可提高免疫功能，降低感染性疾病的风险，而大强度运动训练则对免疫功能有抑制作用。

（6）维生素或微量元素不足、缺乏：运动训练会增加机体对维生素的需要量。如不能适量增加维生素和微量元素的摄入，则会严重影响运动员的运动能力。

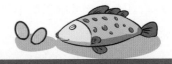

（二）营养需求

1. 不同类别的专业运动员营养需求特点分别是什么

（1）力量型项目：建议力量型项目的运动员每天蛋白质摄入量为 2.0 克／千克体重，其中优质蛋白质应占蛋白质总量的 30%~50%，但不宜过高；碳水化合物应占总能量的 50%~60%，以满足运动员对碳水化合物、维生素和钾、钠、钙和镁等矿物质的需要。

（2）灵巧型项目：要严格控制总能量的摄入，保证食物蛋白质尤其是优质蛋白质的摄入。在击剑、射击、打乒乓球等运动期间，应多摄入富含维生素 A 或 β- 胡萝卜素的食物，且应以动物性食物为主，必要时服用适量维生素 A 补充剂，如鱼肝油等来满足运动期间的视力活动。

（3）耐力型项目：首先要满足运动员运动时的能量需要，可为运动员提供产能高或血糖指数高的食物。同时，保证运动员每天摄入丰富的蛋白质、铁、钙、维生素 E、维生素 C 和维生素 B_6 等。适当增加食物脂肪的摄入，脂肪的能量供给量应占总能量的 30%~35%。在运动过程中应注意适量补充水和电解质，如喝运动饮料、菜汤等。

（4）团队型项目：应全面、充分考虑运动员营养素的供给，尤其要注意补充富含碳水化合物的食物。同时，在运动前、中和后期，注意及时补充水和电解质。

2. 专业运动员常会遇到哪些营养方面的问题

（1）三大营养物质摄入比例不合理。由于缺乏运动营养学知识，部分运动员忽略了富含碳水化合物主食的摄入，且普遍认同肉类和蛋白类摄入量越多越有营养的错误观念。这会导致身体出现不良生理变化，影响运动水平的发挥，还会引起大脑供能不足、呼吸和心血管循环系统功能下降，降低机体免疫力，严重时会影响运动员的身体健康水平。

（2）三餐热能分配不合理。运动员的膳食安排中存在早餐热量偏低、晚餐热量偏高的不合理的分配现象。部分运动员忽视了早餐的重要性而选择空腹运动。在全天训练结束后，强烈的疲劳感和饥饿感使运动员在晚餐进食过多，膳食热量过高，造成体内脂肪转化和堆积，影响运动员的运动能力。

（3）微量营养素摄入不足。运动员膳食供应中微量营养素摄入不足，部分维生素和无机盐的摄入量达不到运动训练的要求。这会导致体内酶活性下降，引起机体代谢和内环境紊乱，从而减弱运动员的运动能力和身体健康水平。对青少年运动员而言，甚至影响其生长发育。

3. 如何改善专业运动员的营养问题

（1）为运动员就餐的食堂、运动队配备专业运动营养师。运动营养师的主要职责是开展营养调查、营养研究，制定食谱和对运动员、行政管理人员和厨师进行营养知识宣传教育，帮助运动员们纠正错误的饮食营养知识，树立科学饮食的观念。

（2）利用膳食配餐这一方便、有效的工具，对重点运动员进行膳食指导，并为他们进行科学配餐，从而保证运动员的营养需求。

（3）改进烹调方法。增加奶制品、海产品类食物的供应。鼓励运动员们生吃蔬菜和新鲜水果。强调早餐的重要性，用高质量的早餐来开启运动员一天的训练。

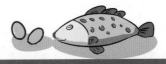

（三）常见的营养相关问题

1. 针对运动员的膳食指南

（1）食物多样，谷类为主，营养平衡。食物多样是平衡膳食的基本原则。

（2）运动员的食量和运动量平衡，保持适宜体重和体脂。体重是评价人体健康状况的重要指标，赛前的饮食和营养应使运动员获得最佳竞赛能力的体重和体脂水平。

（3）多吃蔬菜、水果、薯类、豆类及其制品。蔬菜、水果是运动员维生素、矿物质、膳食纤维和植物化学物的重要来源，可维持机体健康。

（4）每天喝牛奶或酸奶。这是运动员从膳食中获得钙和优质蛋白质的重要来源。

（5）肉类食物要适量并首选水产品。肉类可提供运动员所需要的优质蛋白质、维生素等营养素。

（6）注重早餐和加餐。早餐摄入过少或不吃早餐，容易造成机体供能不足，使运动疲劳提前出现，影响训练效果。而适当加餐，可帮助运动员补充已消耗的能量，有助于体力的恢复。

（7）重视补充水和碳水化合物。运动员在耐力项目比赛中，很容易发生脱水的情况，应在赛前1天摄入水2 500毫升，以保证比赛当天体内有充分的水进行水化作用。赛前补充碳水化合物有助于节约肌糖原、预防低血糖、改善耐力。

（8）在医学指导下合理使用营养素补充品。在特殊的情况下，可起到提高运动能力或延缓疲劳发生的作用。

2. 运动员科学配餐的基本要求是什么

（1）食物种类多样化，保证膳食营养均衡。

（2）运动员应每天摄入足量的食物来满足运动时能量的需求。

（3）食物应当是浓缩的、体积重量小；一日三餐食物能量分配应根据训练量或比赛任务合理安排；运动员的进食时间也应综合考虑机体的消化吸收功能和运动员的饮食习惯。

对于大多数运动员来说，可以遵循每人一日"五个一"，即1斤（500克）粮食、1斤（500克）蔬菜、1斤（500克）水果、1斤（500克）奶和1两（50克）豆制品的原则，同时根据运动量的变化和体重高低，合理调整摄入量。

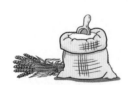

1斤（500克）粮食　1斤（500克）蔬菜　1斤（500克）水果　1斤（500克）奶　1两（50克）豆制品

3. 训练比赛期间，运动员应如何安排进餐时间

运动时，体内血液集中于运动器官，胃肠处于一过性缺血和抑制状态，消化功能较弱，此时进食就不能很好地消化。尤其在剧烈运动时，胃内未消化的食物不但影响运动员的训练效果，还会引起腹痛、呕吐等情况。

因此,通常推荐在运动结束后,至少休息 30 分钟之后再进食。大运动后应休息 45 分钟以上再进食比较适宜。此外,在训练、比赛结束后和进食前这段时间内不宜大量饮水,因为饮水过多会稀释胃液,影响食欲及消化功能,久而久之会导致慢性胃部疾病的发生。

人进餐后胃肠充盈,横膈上顶,呼吸功能一定程度上受到影响,而且在食物消化的过程中,需要血液集中于胃肠助消化。因此,在通常情况下,剧烈运动应安排在饭后 2 小时后但时间间隔也不宜超过 3.5 小时。值得注意的是,早晨空腹状态也不宜进行过长时间的剧烈运动。

4. 训练比赛期间,运动员早、中、晚三餐的能量供给应如何分配

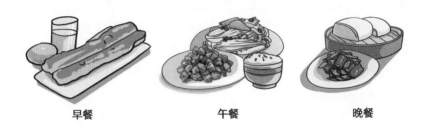

早餐　　　　　　　午餐　　　　　　　晚餐

我国运动员能量供给标准是 50~60 千卡 / 千克。碳水化合物的能量供给量应为总能量的 50%~60%,缺氧运动项目应为 65%~70%。蛋白质的供给量为 1.5~2.5 克 / 千克,其中优质蛋白质应该占总蛋白质摄入量的 30%以上,应多采用谷类食物和豆类食物混合食用的方式;脂肪供能量应为总能量的 25%~30%。

如果运动员训练或比赛安排在上午,则早餐应具有较高能量,但不可使胃肠负担过重,早餐食物应含有丰富的碳水化合物、磷、维生素和蛋白质,少含食物纤维及不易消化的肥肉或脂肪。通常晚餐食物应当是易于消化,而且不含强刺激性成分,以免影响睡眠,它的能量供应应占全天的 25%~30%。而不太容易消化吸收的食物应放在午餐。

如训练或比赛在下午进行,则午餐量不宜过多,难以消化吸收的食物可移至晚餐,部分脂肪含量较高食物,也可放到早餐中,每天食物能量分配可参看表 7-1。

表 7-1　每天食物能量分配表

训练或比赛时间	早餐 /%	午餐 /%	晚餐 /%	夜餐 /%
上午	30~35	35~40	25~30	—
下午	35~40	30~35	25~30	—
晚上	30~35	35~40	15~20	5~10

5. 在高温环境下,运动员该怎么吃才能有效提高运动能力

(1) 在高温影响下,运动员受中枢抑制,食欲下降,消化功能减弱,需要采取促进食欲的措施。可以经常变换膳食的花色品种,菜肴讲究色、味、香俱全,适当提供凉拌的菜式,可使用酸味或香辣味调味品来提高食欲。

(2) 多食用富含钾、钙、镁和水溶性维生素的食物,如绿叶蔬菜、水果和豆类;适当增加碘盐摄入;多选用动物内脏、瘦肉、鸡肉、鱼肉,以提高优质蛋白质的比例,并降低脂肪的摄入量。

(3) 在高温环境下,运动员训练量大,出汗量大,需要额外补充液体量。一般认为,运动中补液以含糖和无机盐饮料为首选。如果运动中液体补充不足,运动后应及时补充。补充的液体可包括凉开水、市售的各种饮料或运动饮料以及自制的低糖低盐饮料。

补液应该遵循少量多次的原则,禁止暴饮。在大运动量训练前,可补液500毫升左右。运动训练中每次喝100~150毫升,次数不限。运动后也要注意液体补充。液体温度一般应在13~20摄氏度,不要低于10摄氏度,避免对胃肠道的不良刺激。必要时,也可将复合盐片按要求溶在饮料中饮用。

6. 为在低温环境下训练的运动员制定食谱时应注意哪些方面

(1) 在低温环境下,运动员的食欲增加,消化功能增强,可为运动员提供热量高、脂肪多的食物来御寒。

(2) 由于运动员在寒冷环境中需要消耗一部分能量来抵抗严寒、保持体

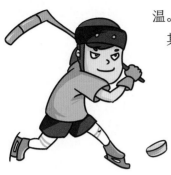

温。因此,食物中总能量的供应可提高 10%~15%。其中蛋白质的比例可以保持不变或增至上限。

(3)富含碳水化合物和脂肪的食物在膳食中的比例,不同项目的运动员应该有所不同。从事水中运动的运动员应该摄入能量密度较大的食物,如脂肪含量较高的动物性食物,烹调用油可增加,使摄入的脂肪量增加,脂肪能量可占摄入膳食总能量的 35%。这样,不仅食物的容量不至于很大,又能提供足够的能量来源,以满足运动员的运动需求。

7. 如何预防运动员出现运动性贫血

运动员剧烈运动之后,如出现面色苍白、头晕目眩、心慌气促、四肢无力、精神萎靡等症状,即运动性贫血。长期高强度耐力训练会引起血浆容量增加,红细胞破坏加剧,同时训练中大量出汗增加了铁元素的丢失以及膳食中铁摄入量不足等原因造成运动员的"运动性贫血"。作为女性运动员,由于生理原因,在经血中丢失的铁元素较多,更容易发生贫血症状。这会严重影响运动员的训练效果和身体健康。

因此,食物中的铁是首要考虑的营养素,铁与运动员的耐氧能力、耐久力以及运动能力有密切关系。一般情况下,中国运动员铁的适宜摄入量为 20 毫克／天,在训练运动量大或高温环境下训练者则为 25 毫克／天。选择铁含量和吸收率都高的动物性食品是预防缺铁性贫血的最基本保证。同时膳食中保证其他与铁吸收有关营养素的摄入也非常重要,如充足的蛋白质、维生素 C、维生素 B_{12} 和叶酸。

定期监测运动员的血红蛋白和血清铁蛋白,做到早期发现、早期预防。如有运动员出现血红蛋白水平下降的情况,可考虑预防性补充铁剂。

8. 灵巧类运动项目需要严格控制运动员体重,如何合理减重

(1)运动员在减体重期间能量摄入,每天通常不少于 2 000 千卡。安全减重的适宜速度是每周减轻 1 千克,约每天减少 1 000 千卡能量食物的摄入

量。通常在赛前减重时,减轻的重量不应超过体重的 5%。根据比赛或训练需要,减轻体重可分 3 个阶段进行:

　　1)少量减重期:食物供给量为需要量 80% 左右。

　　2)主要减重期:食物摄入为需要能量 60%。

　　3)减重巩固期:食物摄取同第 1 阶段,通常需要 1~1.5 个月完成目标。

　　(2)在低能量膳食前提下,应摄入富含蛋白质、矿物质和维生素,适量脂肪,低碳水化合物的食物。

　　(3)减重期间常常伴有饥饿感,这是正常现象。可通过饮食能量供给或多餐制解决。运动量过大时也可临时加餐,能量在 100~200 千卡 / 餐,或用多食蔬菜或水果的方法来减少饥饿感。

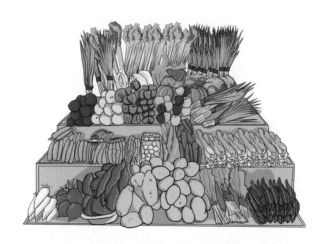

　　(4)保证水分供给。减重期间不宜限制水分摄取量,也不宜采用利尿剂。

　　(5)在减重前和减重期间,体内应有充足的矿物质和维生素储备。因此,减重前 10 天左右即可提前补充多种维生素和矿物质。

　　(6)当体脂含量在 5% 以下时,运动员不宜再减体重。

9. 中长跑运动员应如何预防在训练比赛期间出现脱水

　　比赛前一天应摄入 2 500 毫升的水量,以保证体内有充分水进行水化作用。在高温条件下比赛时,赛前 2 小时可饮水 500 毫升,临赛前几分钟还可少量喝 300~500 毫升水。赛前应避免高温蒸汽浴或饮酒,无论是白酒、啤酒或是葡萄酒都是脱水剂,使得排水增加而加重脱水。

对于进行耐力跑的运动员来说,运动中的补液应遵循下述原则:

(1) 在运动前即刻或进行准备活动过程中,运动员应按 5 毫升／千克体重的剂量摄入清凉可口的运动饮料。

(2) 运动最初的 60~75 分钟,运动员应以规律间隔(10~15 分钟)摄入100~150 毫升低浓度低聚糖饮料(3~5 克 /100 毫升)来预防脱水。

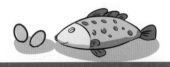

(四) 食 谱 举 例

以 65 千克体重运动员举例,实际需结合项目特点、体重、年龄、性别等进行调整。

Ⅰ. 适合第一类运动员的食谱

第一类运动员的食谱 *

餐次	食物名称及主要原料重量	营养素
早餐	臊子面:花生仁(生)5 克,面条 125 克,猪肉(肥瘦)15 克,空心菜 100 克,鸡蛋 40 克 酸奶:150 克 油:菜籽油 10 克	能量:2 451.6 千卡 　早餐 693.6 千卡 　午餐 913.0 千卡 　晚餐 677.7 千卡 　加餐 167.3 千卡 蛋白质:97.7 克 脂肪:74.0 克 碳水化合物:348.7 克 维生素 A:视黄醇当量 1 949.7 微克 维生素 B_1:1.0 毫克 维生素 B_2:1.9 毫克
午餐	米饭:稻米 125 克 炒甘薯叶:甘薯叶 100 克 卤牛肉:牛肉(肥瘦)75 克 红烧鸡块:青椒 50 克,鸡肉(带浆粉)50 克 紫菜蛋汤:紫菜 20 克,鸡蛋 10 克 油:菜籽油 10 克	
晚餐	杂粮饭:稻米 75 克,荞麦 25 克 胡萝卜烧带鱼:胡萝卜 50 克,带鱼 75 克	

续表

餐次	食物名称及主要原料重量	营养素
晚餐	韭菜炒血汤:韭菜 60 克,猪血 40 克 大白菜圆子汤:大白菜 75 克,猪肉(肥瘦)40 克 油:菜籽油 10 克	维生素 C:163.2 毫克 钙:109 4.8 毫克 铁:37.4 毫克 锌:17.1 毫克
加餐	苹果:100 克 酸奶:150 克	

*棋牌类(男、女)项目运动员,1 千卡 =4.184 千焦。

2. 适合第二类运动员的食谱

第二类运动员的食谱*

餐次	食物名称及主要原料重量	营养素
早餐	鸡蛋饼:面粉(标准)150 克,鸡蛋 50 克 茼蒿炒虾皮:茼蒿 100 克,虾皮 10 克 绿豆汤:绿豆 10 克 牛奶:150 克 油:菜籽油 10 克	能量:2 770.3 千卡 　早餐 801.7 千卡 　午餐 914.1 千卡 　晚餐 786.3 千卡 　加餐 268.2 千卡 蛋白质:115.2 克 脂肪:86.6 克 碳水化合物:378.3 克 维生素 A:视黄醇当量 1 954.8 微克 维生素 B$_1$:1.9 毫克 维生素 B$_2$:2.2 毫克 维生素 C:192.7 毫克 钙:1 058.4 毫克 铁:28.2 毫克 锌:16.1 毫克
午餐	米饭:稻米 150 克 虾仁豆腐:虾仁 50 克,北豆腐 75 克 卤羊肚:羊肚 75 克 荠菜肉片汤:荠菜 100 克,猪肉(肥瘦)25 克 油:菜籽油 15 克	
晚餐	杂粮饭:稻米 75 克,小米 50 克 清炒菠菜:菠菜 100 克,花生 30 克 菜花炒猪肝:菜花 100 克,猪肝 17 克 丝瓜炒牛肉:丝瓜 75 克,牛肉(瘦肉)25 克 油:菜籽油 10 克	
加餐	橙子:150 克 酸奶:300 克	

*跳水,射击(女),射箭(女),跳高,跳远,体操(女)项目运动员,1 千卡 =4.184 千焦。

3. 适合第三类运动员的食谱

第三类运动员的食谱 *

餐次	食物名称及主要原料重量	营养素
早餐	鲜肉包:面粉(标准粉)50克,猪肉(肥瘦)25克,胡萝卜50克 蛋糕:25克 小米粥:小米50克 芹菜炒鸡蛋:芹菜100克,鸡蛋50克 酸奶:150克 香蕉:150克 油:菜籽油10克	能量:3 406.4千卡 　　早餐895.3千卡 　　午餐1 198.0千卡 　　晚餐871.5千卡 　　加餐441.6千卡
午餐	米饭:稻米125克 花卷:面粉(标准粉)75克 菠菜豆腐:豆腐50克,菠菜50克 胡萝卜炖排骨:胡萝卜50克,猪小排100克 酸菜鱼:黄颡鱼50克,酸菜25克 西蓝花炒虾仁:西蓝花50克,虾仁50克 油:菜籽油10克	蛋白质:127.4克 脂肪:106.5克 碳水化合物:485.0克 维生素A:视黄醇当量1 500.7微克 维生素 B_1:2.1毫克 维生素 B_2:1.9毫克
晚餐	红薯粥:稻米35克,红薯50克 馒头:面粉(标准粉)100克 番茄炒蛋:番茄100克,鸡蛋50克 土豆炖牛腩:土豆80克,牛腩40克,青椒40克 油:菜籽油10克	维生素C:160.0毫克 钙:1 041.3毫克 铁:26.9毫克 锌:17.8毫克
加餐	面包:50克 橙子:200克 酸奶:300克	

* 体操(男),武术,乒乓球,羽毛球,短跑(女),举重(<75千克),网球,手球,花样游泳,击剑,垒球项目运动员,1千卡 =4.184千焦。

4. 适合第四类运动员的食谱

第四类运动员的食谱*

餐次	食物名称及主要原料重量	营养素
早餐	三鲜汤面:面粉(标准粉)100 克,猪肉(瘦肉)50 克,空心菜 50 克,鸡蛋 50 克 蛋糕:50 克 小米粥:小米 50 克 牛奶:150 克 油:菜籽油 10 克	能量:3 932.3 千卡 　早餐 1 159.4 千卡 　午餐 1 269.5 千卡 　晚餐 1 010.5 千卡 　加餐 492.9 千卡 蛋白质:141.7 克 脂肪:125.6 克 碳水化合物:591.0 克 维生素 A:视黄醇当量 1 960.0 微克 维生素 B_1:2.6 毫克 维生素 B_2:2.7 毫克 维生素 C:186.1 毫克 钙:1 034.1 毫克 铁:31.5 毫克 锌:18.7 毫克
午餐	米饭:稻米 125 克 牛肉饼:面粉(标准粉)100 克,牛肉(肥瘦)50 克 胡萝卜烧牛肉:胡萝卜 100 克,腐竹 10 克,猪肉(肥瘦)50 克 青椒炒猪肝:猪肝 10 克,青椒 100 克 炒小白菜:小白菜 100 克 油:菜籽油 15 克	
晚餐	猪肉锅盔:面粉(标准粉)50 克,猪肉(肥瘦)25 克 曲奇:50 克 红糖薏米饮:薏米 50 克,红糖 15 克 花椰菜炒牛肉:花椰菜 100 克,牛肉(肥瘦)50 克 炝生菜:生菜 100 克 酸奶:150 克 油:菜籽油 10 克	
加餐	酸奶:150 克 橙子:200 克 香蕉:200 克 葡萄干蛋糕:蛋糕 50 克,葡萄干 10 克	

*花样滑冰,中长跑,短跑(男),竞走,登山,射箭(男),射击(男),球类(篮球、排球、足球、冰球、水球、棒球、曲棍球),游泳(短距离),滑冰,高山滑雪,赛艇,皮划艇,自行车(场地),摩托车,柔道,拳击,投掷(女),沙滩排球(女),现代五项。1 千卡 =4.184 千焦。

5. 适合第五类运动员的食谱

第五类运动员的食谱 *

餐次	食物名称及主要原料重量	营养素
早餐	鲜肉包:面粉(标准)100 克,猪肉(肥瘦)50 克 蛋糕:50 克 红糖燕麦粥:燕麦片 75 克,红糖 20 克 炒空心菜:空心菜 150 克 酸奶:200 克 油:菜籽油 15 克	能量:4 701.3 千卡 　早餐 1 349.6 千卡 　午餐 1 616.7 千卡 　晚餐 1 161.2 千卡 　加餐 573.8 千卡
午餐	红糖馒头:面粉(标准)100 克,红糖 15 克 米饭:稻米 100 克 蛋糕:25 克 千张炒肉:千张 50 克,猪肉(肥瘦)50 克 胡萝卜炒肉:胡萝卜 100 克,猪肉(肥瘦)50 克 酸奶:150 克 油:菜籽油 15 克	蛋白质:157.1 克 脂肪:158.2 克 碳水化合物:662.3 克 维生素 A:视黄醇当量 2 083.6 微克
晚餐	牛肉饼:面粉(标准)100 克,牛肉(肥瘦)25 克 红糖小米粥:小米 100 克,红糖 15 克 土豆烧排骨:土豆 75 克,猪小排 75 克 小白菜炒猪肝:小白菜 100 克,猪肝 10 克 炒空心菜:空心菜 150 克 油:菜籽油 15 克	维生素 B_1:3.2 毫克 维生素 B_2:2.4 毫克 维生素 C:155.4 毫克 钙:1 455.8 毫克 铁:38.2 毫克 锌:20.0 毫克
加餐	饼干:75 克 酸奶:100 克 香蕉:200 克 橙子:200 克	

　* 游泳(长距离),举重(> 75 千克),马拉松,摔跤,公路自行车,橄榄球,越野滑雪,投掷(男),沙滩排球(男),铁人三项。1 千卡 =4.184 千焦。

6. 适合集体食堂供给运动员的食谱（以第三类运动员为例）

食堂供给运动员的食谱（以第三类运动员为例）

星期	早餐	午餐	晚餐	加餐	营养素
星期一	煮红薯:100 克 肉包:面粉 125 克,猪肉(肥瘦)25 克 蛋糕:75 克 酱黄瓜:100 克 油:菜籽油 10 克	米饭:稻米 200 克 香肠:50 克 番茄炒蛋:番茄 100 克,鸡蛋 50 克 虾皮小白菜:虾皮 20 克,小白菜 130 克 海带排骨汤:海带(泡发)50 克,排骨 50 克 油:菜籽油 10 克	炸酱面:面粉 125 克,猪肉(肥瘦)25 克 饼干:25 克 卤鸡翅:鸡翅 50 克 炒空心菜:空心菜 100 克 酥鱼块:鲈鱼 65 克 香蕉:250 克 油:菜籽油 10 克	酸奶:200 克 饼干:50 克 橙子:200 克	能量:3 650.5 千卡 早餐 992.2 千卡 午餐 1 247.8 千卡 晚餐 980.4 千卡 加餐 430.1 千卡 蛋白质:134.4 克 脂肪:108.7 克 碳水化合物:533.7 克 维生素 A:视黄醇当量 1 087.8 微克 维生素 B_1:2.5 毫克 维生素 B_2:1.7 毫克 维生素 C:155.1 毫克 钙:1 128.9 毫克 铁:29.6 毫克 锌:16.9 毫克

续表

	早餐	午餐	晚餐	加餐	营养素
星期二	牛奶:350克 面包:150克 火腿:20克 什锦菜:豌豆30克,胡萝卜40克,玉米30克 油:菜籽油10克	玉米饭:稻米175克,玉米片50克 千层饼:50克 红烧排骨:猪小排75克 芹菜炒猪肝:猪肝50克,西芹100克 酸辣汤:土豆25克,豆腐10克,木耳(泡发)10克 鸡蛋20克,小白菜10克 油:菜籽油10克	二米饭:稻米100克,小米75克 肉末豆腐:猪肉(肥瘦)20克,豆腐50克 拌三丝:胡萝卜50克,白萝卜50克,青萝卜50克 西湖牛肉羹:牛肉(肥瘦)50克,香菇(鲜)10克,鸡蛋20克,豆腐10克,胡萝卜10克,木耳(泡发)10克,香菜10克 油:菜籽油10克	豆腐脑:150克 蛋糕:50克 蜜枣:100克	能量:3898.6千卡 早餐916.9千卡 午餐1345.4千卡 晚餐950.0千卡 加餐686.3千卡 蛋白质:126.8克 脂肪:109.8克 碳水化合物:592.9克 维生素A:视黄醇当量3746.3微克 维生素B_1:1.9毫克 维生素B_2:3.4毫克 维生素C:169.6毫克 钙:2003.8毫克 铁:61.8毫克 锌:23.0毫克

	早餐	午餐	晚餐	加餐	营养素
星期三	白菜粥:稻米 50 克,小白菜 25 克,鸡蛋饼:面粉(标准)150 克,鸡蛋 50 克,豆腐乳 20 克 梨:150 克 油:菜籽油 10 克	米饭:稻米 100 克 红糖小窝头:红糖 15 克,玉米面 100 克 卤香肠:香肠 75 克 豆角茄子:豇豆 50 克,茄子 50 克 醋熘白菜:大白菜 100 克 番茄蛋花汤:番茄 40 克,鸡蛋 10 克 油:菜籽油 10 克	米饭:稻米 125 克 水煮西蓝花:西蓝花 100 克 平菇肉片:平菇 50 克,猪肉(瘦)75 克 白灼菜心:菜心 100 克 汆丸子:猪肉(肥瘦)75 克 油:菜籽油 10 克	酸奶:300 克 蛋糕:75 克	能量:3 673.5 千卡 早餐 926.5 千卡 午餐 1 281.7 千卡 晚餐 989.0 千卡 加餐 476.3 千卡 蛋白质:133.3 克 脂肪:116.4 克 碳水化合物:524.7 克 维生素 A:视黄醇当量 1 706.4 微克 维生素 B_1:2.7 毫克 维生素 B_2:1.8 毫克 维生素 C:166.9 毫克 钙:828.4 毫克 铁:31.2 毫克 锌:22.9 毫克

续表

	早餐	午餐	晚餐	加餐	营养素
星期四	杂粮粥:稻米50克,红豆20克,花生25克 花卷:面粉(标准)100克 咸鸭蛋:50克 西柚:150克 油:菜籽油10克	米饭:稻米200克 发糕:面粉(标准)50克 红烧鱼块:鲈鱼50克 胡萝卜炒肉:胡萝卜100克,猪肉(肥瘦)50克 清炒菠菜:菠菜100克 虾皮紫菜汤:虾皮20克,紫菜2克 油:菜籽油10克	豆沙包:豆沙25克,面粉(标准)75克 凉拌海带丝:海带(泡发)50克 菜肉馄饨:面粉(标准)60克,猪肉(肥瘦)50克,小白菜50克 咸鸭蛋:50克 西柚:150克 油:菜籽油10克	豆浆:300克 面包:100克	能量:3 482.0千卡 早餐924.7千卡 午餐1 254.2千卡 晚餐943.1千卡 加餐360.0千卡 蛋白质:131.7克 脂肪:103.7克 碳水化合物:514.6克 维生素A:视黄醇当量2 198.4微克 维生素B_1:2.2毫克 维生素B_2:1.5毫克 维生素C:140.9毫克 钙:898.6毫克 铁:27.9毫克 锌:14.0毫克

续表

	早餐	午餐	晚餐	加餐	营养素
星期五	豆腐脑:150克 油条:100克 小桃酥:50克 什锦菜:豌豆30克,胡萝卜40克,玉米30克 油:菜籽油10克	米饭:稻米100克 金银卷:面粉(标准)50克,牛奶50克 玉米面(黄色)50克 咖喱牛肉:牛肉(肥瘦)25克,土豆75克 鸭血豆腐:鸭血50克,豆腐50克 海米冬瓜:虾仁50克,冬瓜50克 青菜蛋汤:小白菜100克,鸡蛋10克 油:菜籽油10克	米饭:稻米150克 山菌素烩:香菇(鲜)50克,杏鲍菇50克,青椒50克 清炖狮子头:猪肉(肥瘦)50克 白菜虾皮汤:小白菜100克,虾皮20克 油:菜籽油10克	皮蛋瘦肉粥:稻米25克,皮蛋10克,猪肉(瘦)10克 果酱面包:苹果酱20克,面包100克 橙子:150克	能量:3516.2千卡 早餐996.7千卡 午餐1110.3千卡 晚餐870.3千卡 加餐538.9千卡 蛋白质:132.0克 脂肪:98.8克 碳水化合物:526.5克 维生素A:视黄醇当量880.4微克 维生素B$_1$:1.3毫克 维生素B$_2$:3毫克 维生素C:141.2毫克 钙:2139.5毫克 铁:52.5毫克 锌:18.1毫克

注:1千卡=4.184千焦。